吴锦／编著

治癌实录

中西医结合·名家手记

U0333842

中国科学技术出版社

·北 京·

图书在版编目（CIP）数据

治癌实录 / 吴锦编著 . — 北京：中国科学技术出版社，
2017.6（2018.11 重印）

ISBN 978-7-5046-7426-5

Ⅰ . ①治… Ⅱ . ①吴… Ⅲ . ①癌—中西医结合—诊疗
Ⅳ . ① R73

中国版本图书馆 CIP 数据核字（2017）第 049205 号

策划编辑	焦健姿
责任编辑	焦健姿　黄维佳
装帧设计	长天印艺
责任校对	龚利霞
责任印制	李晓霖

出　　版	中国科学技术出版社
发　　行	中国科学技术出版社发行部
地　　址	北京市海淀区中关村南大街 16 号
邮　　编	100081
发行电话	010-62173865
传　　真	010-62173081
网　　址	http://www.cspbooks.com.cn

开　　本	850mm×1168mm　1/32
字　　数	166 千字
印　　张	7
版　　次	2017 年 6 月第 1 版
印　　次	2018 年 11 月第 2 次印刷
印　　刷	北京威远印刷有限公司
书　　号	ISBN 978-7-5046-7426-5/R·2012
定　　价	28.00 元

修善第一

旨在救人

吴锦教授留念

陈可冀

壬辰端午前

▲中国科学院院士陈可冀教授题词

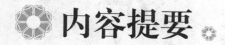

内容提要

　　本书作者为资深中西医结合治疗肿瘤专家，她将自己从事中西医抗癌工作的亲身经历与智慧融会到书中，以深入浅出、通俗易懂的写作手法，将多种病症的中西医治疗原则及方法做了全面论述，并附有大量真实病案。书末还附有防癌治癌日常调理及中药煎服指南，可使广大中西医工作者、患者及家人获益良多。

作者的话

中西医结合治疗疑难病症有良好的效果，已被大家所公认。多年来，我一直从事临床医学和病理学研究，是西医中第一位获得中西医结合医学博士的学者，曾在西方国家的大学里进行了许多西医学的研究。同时，我还是中医，运用中医药、西医药的方法治疗了大量患者。许多疾病运用中西医结合治疗，临床效果远优于单用一种方法。

我在从事临床工作之初，并未认真考虑过西医与中医有多么重要的区别，实践中选用西药或中药均是根据患者的需要。但是，工作中，许多患者来找我，都希望我开中药给他们治病，而且几乎所有患者都是在常规西医治疗效果不佳的情况下，来寻求其他治疗途径的。这些患者在经过中医药治疗后，绝大部分获得了较好的治疗效果，尤其对疑难病症及癌症屡见奇效。这使我在相当长的时间里，在选择西医还是中医的问题上进行了反复思考。

许多年过去了，我用中医药治疗疑难病症及癌症取得了很好的效果，也得到了许多来自社会和患者的好评、尊重，收获了救治患者而得到的欣慰和喜悦，更发现了许多治疗方面的弊病，甚至有些已经脱离了现代治癌的常规。医学是全人类的科学和财富，医学在本质上并没有西医与中医之分。在医学研究领域，应以能够有效治疗疾病为方向和原则，而不必以西医或中医来框定治疗方案。

中西医结合可以在不同层面展开，同时，两者的结合能够更好地服务于患者。比如，用中医药诊治患者时，也可以利用西医的知识来进行诊断、鉴别、观察；通过检测报告（如CT报告、病理报告、手术报告及活检报告）了解患者肿瘤的组织来源、分型、分期，还可以参考西医的诊断、已进行的治疗、所采用的药物等。先充分利用现代医学在影像学、物理学、诊断学、生化检测等方面的先进技术和优势，对患者的病情进行深入、客观的全面了解，在治疗方面，则使用来源于天然的中药材。

在疑难病症和癌症的治疗方面，除了西医和中医的临床治疗经验外，我们也进行了许多临床和基础实验研究，并取得了较好的效果，曾获得全国首届"医学科技之星"的荣誉称号。有些研究在国际期刊上发表后，收到许多国家的大学教授、医院医生的书信和电邮，他们都非常认真地询问了情况，并要求合作或前来学习、介绍患者。这说明世界各地的医生都愿意探求更多、更好的治癌途径和方法。

如今，我们在抗癌的道路上已经走过了漫长岁月。我们用创新的理论和治癌方法，取得了更好的效果。我们认识到以下几点。

1. 观念要改变　抗生素的应用挽救了许多因细菌感染而致病患者的生命，但是用同样的思维方式和方法去治疗癌症是不对的。因为癌症不是外来的、入侵人体的细菌，而是人体自身生长出来的。

2. 治疗要创新　用修复、调整的方法，这不同于杀死细胞，不是残酷打击的方法，取得了很好的效果，证明用中医药的方法治癌是正确的。

3. 中医药要升华　中医药可以治癌，但并不是随便开个中药方就能治癌，也不是找个什么秘方，千篇一律地用于每位患者，更不能随便用现代药理研究的抗癌中药大杂烩，而要在新的抗癌理论指导下进行治疗。盲目的中药堆积不会有很好的效果。

本书介绍的一些癌症晚期患者，其严重的转移病灶已基本消失，甚至有康复或长期生存的案例。有的患者告诉我，他们的医生朋友讲，看了几十年病，没见过这样好的情况。这说明癌症的治疗是有希望的。即使是晚期患者，只要正确治疗，也有康复的可能。许多患者都能够战胜疾病，恢复工作，像正常人一样生活、学习，有的还生了可爱的小宝宝，有的虽身为晚期癌症患者却登上了喜马拉雅山！许多被认为将不久于人世的人，选择了正确的治疗方法，甚至生活了几年、十几年、几十年，而且这样的患者越来越多。真心希望所有的癌症患者能够抛弃担忧和压力，鼓起勇气，充满信心，把握时机，正确治疗，与癌抗争，并最终战胜癌症。

本书所列案例，除患者姓名外，所有信息都是真实的。多年来，实际治疗并取得良好效果的患者很多，但由于篇幅有限，仅选择了有治疗前后客观记录对比的、能够验证治疗效果的案例。考虑个人私隐问题，案例中隐去了具体报告的某些内容。中药处方中的剂量本应具体列出，但恐有人盲目滥用，起不到应有的治疗效果，所以未予明确列出。

在本书即将出版之际，我们对书中患者再作拜访，但因种种因素，小部分患者已失去了联络，但大部分患者仍能联系到，合理有效的中西医结合治癌方法确实延长了患者的生存时间，并提高了他们的生活质量。

借此机会，衷心感谢那些支持我们工作，并希望通过我们的工作惠及社会和民众的人，也希望今后能够继续得到大家的支持，以便推广发展这种治癌救人的方法。

吴　锦

电子邮箱：liferepair@126.com

目录

附录　中药煎服指南

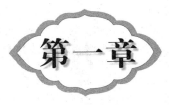

第一章

中西医结合治癌的优势

癌症是当前人类尚未能完全攻克的疾病，单用化疗、放疗、电疗、手术、靶向及最新的免疫治疗的方法仍不能达到满意的效果，应采用中西医结合，用中医药的方法，使患者得到更好的治疗。

癌症是严重的疾病，应该认真对待。像西医分为不同的科，有不同科别的专家一样，中医也是一门严谨的、严格的医学科学。例如西医有不同的专长和专科，并不是每一位西医都是治疗癌症的医生。中医也有明确的科别，并不是每一位能开中药方的中医都是治疗癌症的医生。总之找有经验的专科医生治疗比较好，不论是西医还是中医，这点看法大家是一致的。

当然，也不能盲目夸口说中医药能治百病。中医着重调整病人身体阴阳平衡，提高患者自愈能力。对待癌症也一样，治疗的效果取决于患者的体质、精神状态、病情的轻重程度、就诊的早迟、医师的经验等多种因素。根据临床经验，采用中医药或用中西医结合治疗，要比不用有更好的效疗。人们在治疗癌症的过程中，中西医结合诊治也成为以后的趋势。

一
中西医结合治癌的特点和优势

（一）整体观念和整体治疗

　　人体是一个有机的整体，各个系统、器官、组织之间是有密切联系的。恶性肿瘤虽然生长在某个器官或局部，但对全身各系统都会产生较大的影响。它的发生、进展也是与整个机体的抗癌能力相互关联的。对多数患者来说，只用局部的治疗往往不能治愈癌症，所以中医药重视全身整体功能的调整是一大特点。例如：消除局部肿瘤与增强全身抗癌能力同时进行，辨别患者的阴阳、表里、寒热、虚实、七情，改善全身状况等，都会对治疗肿瘤有重要的影响。

（二）辨证论治能够提高治疗效果

　　根据患者的病情、体质、年龄、症状、体征的不同，而用药剂量、疗程、治疗原则、方法也不同，施行同病异治，异病同治，治标治本，标本兼治，益气、活血、解毒、化瘀、散结、补阴、补阳等办法，实际上是在辨证分析的前提下的个体化治疗，更适合癌症患者的治疗。

（三）扶正与祛邪的运用是治疗的两个方面

　　恶性肿瘤的发展过程中，始终存在正气与邪毒两方面的

治癌实录　中西医结合·名家手记

关系的变化。正气包括人体的抗病能力、免疫功能、体质因素等。而邪毒主要有癌毒、血瘀、痰凝、湿聚、气积等。注重正邪两方面的相互关系，是治疗的一大特点。使患者始终维护正气，更有助于抗癌，而不是仅仅攻伐打击癌细胞，使人体功能严重受损或不能支持。

（四）中西互补，减毒增效

西医治疗肿瘤，针对性强，但免不了出现毒性和不良反应。大剂量化疗药物或放疗导致脏器损害、骨髓抑制等现象，已是医学界公认的。许多中药有明显的增效减毒作用，例如，清热解毒、活血化瘀中药可增加化疗药的敏感性，益气养阴中药可减少放疗的不良反应等。

（五）对晚期癌症患者有积极的治疗作用

对不能施行手术，或不能接受化疗、放疗的晚期癌症患者，中医药的治疗可以减少痛苦，让患者带瘤生存，提高生活质量。有许多患者可以借此使病情长期稳定，其积极的治疗作用是不应忽视的。

（六）养生康复，意义深远

癌症的养生和康复，是一项重要的工作。完成了放疗或化疗，并不意味治疗结束，而是需要在日常的生活中，进一步的养生调理，平衡阴阳，随时祛除毒邪。这对于防止肿瘤复发转移，以及癌症的预防等都有明显的效果。

（七）辨证选法，综合治疗

除了内服中药，尚可根据需要而选用外敷、贴膏、针灸、药浴等多种方法综合治疗，亦可配合锻炼等方法，有利于患者长期与癌抗争，最终战胜癌症。

（八）生命修复的治疗特点

生命修复治疗法是我们用几十年的苦心研究创造出的全新治疗方法。生命修复治疗法有以下特点。

● 从现代西医学和传统中医药学的理论中吸取精华，摒弃糟粕，是中西合璧的继续发展。

● 理论和治疗的创新。对于生命的正常生理和疾病的病理过程有新的发现和新的认识，在此基础上，将生命的发病过程和病理变化，运用创新的观念和理论，将生命修复到正常轨道。

● 应用天然的，来源于大自然的药材作为基本治疗药物。不使用化学合成药物，不使用化疗、放疗，但可以在化疗、放疗的过程中，或之前、之后应用，或化疗、放疗后无效，复发等均可使用。

● 治疗个体化，以人为本，具体分析。不使用千篇一律的治疗模式。

● 生命修复就是要维护生命、养育生命、增强生命力，修正病理状态，修理异常疾病过程，恢复正常生命，所以不使用攻击、打击、杀死的方法，没有明显的不良反应。

生命修复治疗法，在治疗应用中，已经挽救了大量的生命。

二
癌症的概念和鉴别

癌症即是恶性肿瘤，是某些组织细胞的异常增生，或形成新生物，表现为局部肿块。癌细胞具有异常的形态、代谢。它失去控制地生长，并有容易复发、无限制地向周围生长，由原发部位向其他部位播散，侵犯重要器官，对人体产生严重危害的特点。

在人体生长的肿瘤有良性与恶性之别，一般有如下的区别。

良性肿瘤	恶性肿瘤
多是膨胀性或外生性生长	多为浸润性生长，侵袭邻近组织
生长缓慢	生长快速
肿瘤与正常组织间边界清楚，常有包膜	肿瘤与正常组织间边界不清，常无包膜
不转移	会转移，常由血流或淋巴系统转移到其他部位
切除后一般不复发	容易复发
分化良好，无明显异型性，肿瘤细胞与正常细胞相似	分化程度低，异型性大，肿瘤细胞形态与正常细胞差别明显
一般对机体影响不大	对机体危害性大，威胁生命

肿瘤标志物

肿瘤标志物（tumor marker）是指肿瘤细胞产生的物质，如蛋白质、内分泌激素等，可以从患者的组织或血液中检测这些物质的浓度来帮助诊断，评估治疗效果及病情监测。

常见肿瘤标志物如下。

检测指标	相关的癌症
甲胎蛋白（AFP）	肝癌、生殖细胞瘤等
癌胚抗原（CEA）	肠癌、肺癌、胃癌、乳腺癌等
癌抗原19-9（CA19-9）	胰腺癌、胆道癌等
癌抗原125（CA125）	卵巢癌等
癌抗原15-3（CA15-3）	已转移或进展期的乳腺癌
EBV病毒血清学检查（EBV-IgA/EBV-EA/EBV-DNA）	鼻咽癌
前列腺特异性抗原（PSA）	前列腺癌
人绒毛膜促性腺激素（HCG）	绒毛膜上皮癌、葡萄胎

大多数标志物无专一性，多种癌症可使同一标志升高，正常组织亦会产生肿瘤标志物，吸烟、饮酒等或良性肿瘤也会影响指标，亦有部分癌症，其指标正常，所以一般不单独使用，应结合临床和多种肿瘤标志物联合检测来帮助诊断。

❀ 三 ❀
中西医结合治癌

我经常会遇到癌症患者来就诊时，提出这样的问题：
"现在每隔一段时间会打化疗针，这种情况能用中药吗？"

"正在放疗期间，能用中药吗？"

"现在刚动完手术，能用中药吗？"

"中药与西药会不会冲撞？中药有没有不良反应？"

"已是癌症晚期，医院方面说不可医治了，还有救吗？"

……

患者常常有很多问题和担心，我想从以下几方面解释癌症患者使用中药的疑惑，并说明中西医药结合对治癌方面的优势。

（一）选用的中药无明显不良反应

有些患者总是担心中药有毒，许多西医却不担心中药的毒性。这是因为西医是有足够的医学知识，知道一般中药不会有西药那样明显的毒性或不良反应。常有认识的或不认识的西医朋友找我开中药，给自己或家人服用。有位香港地区颇有名气的西医，七十多岁了，他说自己开了一辈子西药，自己的病却都是找我吃中药治疗的。他非常清楚西药的毒性和不良反应，宁可选择更天然的中药来治疗。也有很多香港的西医，是反对或不赞成患者用中药的。

中药大多数来自天然植物，没有明显的毒性和不良反应，比如我们日常食用的蔬菜、水果都是天然的植物，自古以来，也都是属于中药的范畴。在中国最早的药书《神农本草经》以及著名的《本草纲目》等中药专著中，都是将常用的食物、蔬菜、水果等列为中药，例如苹果、梨、香蕉、稻米、小麦、树木、花草等都是中药，也是至今我们仍然在使用的中药。

（二）西药多有毒性和不良反应

西药有毒仍可治病，关键在于医师能够掌握好使用方法，中药能治病，道理也是一样。药物的毒性或不良反应，都是在西医师或中医师的专业知识和职责的工作范围内所应当关注和考虑的，不应是患者担心的问题。

在抗癌的治疗中，很多毒性和不良反应，来自化疗和放疗（电疗）。但如果病情需要，这些治疗方法仍然在全世界大量采用。成千上万的癌症患者，明知有毒，也照样在接受这些治疗方法。所以应该对有关治疗的毒副作用等有较为明确的了解。

西药一般都是化学合成药物，有明确的使用禁忌，每种药物的说明书会明确指出某些西药不可以一起服用，如使用不当会有不良反应。西药的毒性和不良反应会在该药物的说明书上讲得很清楚。尤其是治疗肿瘤的西药一般都有毒性。即使不是抗癌西药，就是常用的西药，例如治疗感染性疾病的抗生素，治疗感冒、头痛的解热镇痛药，各种类固醇激素药物等，绝大多数西药使用不当是有毒性和不良反应的。如果想找一些没有毒性和不良反应的西药，倒是一件困难的事。但是，有病要看医生服药是人之常识，很少有人因为担心西药的毒性和不良反应而不敢去看医生，这是因为大家相信医生会处理好药物与治疗的关系，会设法将毒性或不良反应降到最低，或是用不同的药物配伍，使其不对人体产生明显的危害。但长期或大量使用化学合成药物，一般会有不良反应。

中医是讲辨证施治的，如果不是该症而用该药，就不会达到治疗作用，甚或有不良反应。有些外用中药是有毒的。有些可用作内服的中药，如果运用不当，例如用量不正确或是不该用而用，也会有毒性和不良反应。

如同每种西药都有明确的药理作用、药动学[注]的指标，每味中药也都有明确的药性和功能主治。中药有传统的"十八反""十九畏"等配伍禁忌，是指有些药物不可在一起使用，否则会增强其毒性反应或不良反应，服用后会影响健康。中医师应该熟悉这些知识。所以要去看病，不论西医或中医，首先是患者相信这位医生能够正确地选择药物。

（三）中药、西药一同使用的医理

西药已有很多研究和数据，中药也并不是没有研究。中药有几千年的历史，从古到今也在不停地研究，并且有成熟的经验。从传统的理论讲，每种中药的性味、功效、归经、配伍禁忌、有无毒性等都是非常明确的。从当代的医学科学研究来讲，无论东方西方，对中药的效用更能够以现代科学来阐释。例如，对中药抗癌途径的研究，显示不同的中药在一个或多个环节上对抗癌症。这些机制包括以下几点。

- 直接杀伤或抑制肿瘤细胞。
- 诱导肿瘤细胞分化或凋亡，抑制肿瘤细胞增殖。
- 抑制肿瘤细胞中酶的活性。
- 抑制肿瘤组织中的新生血管。

[注] 药动学是药理学的一个重要组成部分，其全称为"药物代谢动力学"，是研究药物在体内转运及代谢变化过程的一门新学科。它从速度论的观点计算药物在体内的位置、数量（或浓度）与时间的关系，用以优选给药方案，提高药物疗效，减少毒性和不良反应，科学化地说明药物作用的强弱久暂。

- 干扰或拮抗致癌物质或促癌物质的作用。

- 调整凝血机制。

- 提高免疫功能，增强自愈能力等。

无论是西药或是中药，进入人体后，都会有一定的药理、药效作用。将不同的西药和中药配合，会有以下几种可能。

（1）增强治疗效果

会使患者得到更好的治疗，效果优于单用中药或单用西药。

（2）减少不良反应

减少某些西药的不良反应，使患者更易接受。

（3）削弱治疗效果

两种药物相互作用，减弱了单用西药或单用中药的治疗效果。

（4）增加不良反应

两种药物相互作用，会增加不良反应或出现毒性。

以上几种情况，是根据中药、西药的药理学、药效学知识讲的，有经验的医生，治疗患者时必然要选择对患者更有利的中、西药物，使患者得到更好的治疗，更快地康复，而不是反其道而行之。

中西医结合治疗会选用没有毒性和不良反应的中药，患者不必担心。一般与西药相隔半小时至1小时服用即可。

治癌实录 中西医结合·名家手记

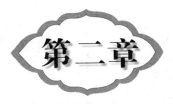

第二章

癌症常规治疗中的中西医结合

癌症常规治疗，是指在医院里进行的手术、化疗、靶向、放疗（电疗）这些治疗癌症的主要方法。在用这些方法治疗癌症的过程中，能否用中西医结合呢？答案是肯定的，而且是更好的治疗方法。

常见许多患者因病情较复杂，使得西医的检查项目较多，不能很快确诊。有些怀疑患了肿瘤，但肿瘤的部位尚不能肯定。有些肯定得了肿瘤，部位也明确了，但肿瘤的性质还不十分明确。例如对于肿瘤的组织分类、分型不够明确，还要进行活体检验或其他检查。在这些情况下，不能很快进行常规的西医治疗。此外，还有许多患者，由于病情太重，失去了手术，或是化疗、放疗的机会，也有不少患者由于种种原因，不能够完成化疗或放疗等。中西医结合则弥补了这些不足。除了以上这些情况外，手术前后，化疗、标靶治疗，放疗前后或是在其过程中，都可以进行适当的中西医结合治疗。

一

手术与中西医结合

（一）选择手术治疗不可不知的常识

在目前恶性肿瘤的治疗方法中，手术治疗是主要的方法之一，也是应用最多、历史最长久的治疗方法。一般人最常见的想法是：用手术的方法把肿瘤切除了，身体内就没有肿瘤了，疾病也就治好了。其实问题远远没有如此简单，如果需要选择手术治疗，应该了解以下的知识。

1. 手术治疗的优点

手术可以切除肿瘤。最早期的肿瘤（原位癌），或一些局部的肿瘤通过手术的方法可以根治。手术可以切除局部肿瘤、附近的淋巴结，以及周围的正常组织，甚至是整个器官。手术可以缓解局部的症状和肿瘤在局部生长的速度。对于晚期肿瘤，如果肿瘤压迫了邻近的器官，患者会出现许多痛苦的症状，例如疼痛、肿胀、功能障碍等，也可以通过手术切除来缓解症状，减轻痛苦。

对于及早发现的癌前病变，即可能发生癌变的部位，例如有些器官组织的非典型增生、肠上皮化生等，用手术切除的方法，有良好的治疗和预防作用。

2. 手术治疗的局限性

手术是在身体某个部分或某个器官治疗的手段之一。如

治癌实录 中西医结合·名家手记

果在发现癌症时，已经出现了转移或远处的转移，那么，虽然原发的病灶被切除了，即使切除得十分干净，对于转移病灶来说，也是无济于事的。许多情况下，虽然X线、超声、扫描等局部检查没有发现问题，但实际上已经有了肉眼看不见的转移（亚临床转移）。例如癌细胞可能顺着血流和淋巴播散到身体各处，手术中也可能因牵拉、挤压，使癌细胞播散。这些癌细胞肉眼是看不见的。除非癌细胞繁殖生长到一定的体积，否则，X线、超声或是CT、磁共振等先进的检查手段也难以发现。

3. 手术前应该做的检查

手术前应该做病理检查（biopsy），即取出一点肿瘤组织做检查。病理医生会根据肿瘤的分化程度，分析判断细胞转移播散的可能性。如有亚临床转移，或许先采取必要的应对治疗措施后，再动手术，可能提高手术的成功率。

如果已有明确的转移，例如检查已发现其他组织器官有转移病灶，或腋下、腹股沟等处有转移的淋巴结节等，则要考虑，是否还需动手术，有或没有手术的适应证。

4. 选择手术治疗应了解的问题

手术前还应该与主诊医生谈谈，了解有关的情况，例如以下几种问题。

● 病理检查的结果怎样？肿瘤的性质、种类，肿瘤来源于何种组织和细胞？

● 癌细胞的分化程度，细胞核的大小等，通过这些特点可以了解肿瘤的恶性程度、生长速度等。

● 手术的目的是什么？是根治还是缓解症状？能够缓解到

什么程度?

- 手术有多大风险?成功的概率有多大?
- 手术后康复的时间要多长?手术后有无后遗症或并发症?
- 肿瘤是否已发生转移?

(二)手术前的治疗

手术前常规的或特殊的检查或需持续数周、数月或更长时间,这时有些患者会来求诊,以中医药先做治疗,往往收到好的效果,减轻了痛苦,稳定了病情,或阻止了病情恶化。由于中西医学在治疗时所依据的诊断标准不同,使得中医药在西医尚未明确诊断,或诊断困难,或在西医治疗的不同阶段,都能够合理、有效地应用,从而更有利于患者。

西医学以不同系统疾病的病名为准,在没有确定属何种疾病时,很难进行治疗。中医学则以全身整体的辨证分析为基础,通过望、闻、问、切,四诊合参(即四种诊断方法互相参照),能够采用适合患者病情的中药。给患者这样的及时治疗,是非常的重要。另有些患者欲做手术,但体质虚弱担心不能承受,经中医药治疗后,体质增强,病情也有好转,为进一步的手术治疗创造了条件。

(三)手术后应进一步了解的问题

手术切除的肿瘤会做病理学的检查,所以应该进一步了解检查报告中的重要内容,如以下几点。

- 肿瘤的恶性程度如何?
- 肿瘤属早期的原位癌,还是已侵入周围组织?

- 肿瘤有否侵入淋巴结或血管？
- 手术切除的边缘是否还有癌组织？
- 肿瘤是被完全切除了，还是有剩余的难以切除的部分？

了解这些情况，对于患者进一步的治疗，术后的康复，都是非常重要的。

（四）手术后的治疗

手术中有创伤，手术前后禁食，脏腑功能失调，使体质进一步虚弱，需要手术后的培补调理。

早期肿瘤可以施行手术根治，中晚期的也可能切除，以便有机会做进一步治疗，故手术后，有必要以进一步的中西医结合预防和治疗。

如在手术中发现肿瘤有淋巴转移或其他器官的转移，或肿瘤已无法完全切除等，手术后更需要有效的中西医结合治疗。手术后一般可选用以下方法医治。

1. 扶助正气

手术后感到头晕、眼花，走路气促或稍做活动便出汗，疲乏无力，都是正气虚损表现。可选用扶助正气的黄芪、人参、党参、怀山药、白术、茯苓、莲子等。

2. 养护中焦

中焦是脾胃所在，是人的后天之本，气血生化之源，手术后要使其功能尽早恢复。术后患者多有腹胀、呕吐，不想进食，消化不良，大小便不畅等不适。可选用炒麦芽、炒山楂、枳壳、香橼、佛手、砂仁、白术、山药、陈皮等。

3. 抗癌消瘤

手术后有些患者余毒未清，有些已有转移。在扶正、补虚的同时应进一步提高免疫功能，根据癌毒稽留的部位、程度，遣方立法，扶正抗癌，消瘤祛邪。

病 案

张先生，46岁，经常胃痛、反酸，近期明显消瘦，不思饮食，于2003年6月经胃镜检查诊断为胃癌，检查报告为低分化腺癌。于2003年7月初做胃85％切除手术。手术后又接受了化疗。

他于2004年5月又感到腹胀、腹痛，经医院检查为胃癌术后腹腔内多发性转移，并有中等量腹水，病情不乐观。

张先生于2004年5月29日来诊。

症见：身体瘦弱，精神疲惫，面色暗黑，脘腹胀满疼痛，不思进食，大便秘结，舌淡苔白，脉沉细。症属癌毒内结，正气亏虚。治以排毒散结，健脾益气。

处 方

黄芪、山药、藤梨根、水红花子、茯苓、生薏苡仁、炒白术、葫芦壳、炒神曲、厚朴、大腹皮、槟榔、生大黄、玄明粉、白屈菜。

中药提取之散结粉： 下午3时、7时服用，每次2克。

化生散： 上午9时，下午5时服用，每次2克。

患者服药后排出大量黏冻状粪便，奇臭无比。腹胀、腹痛减轻。继续扶正抗癌，并以**莪术、三棱、党参、土鳖虫、香附**等加减使用。

至2005年2月26日来诊，见患者面色光泽，体重增加，精神好转，腹水已无。继续扶正抗癌治疗。患者坚持服用中药，多次排泄出黏冻及烂肉样物，排后感到腹部舒畅。至2005年底已恢复工作，至今工作生活正常，检查未见肿瘤复发。

张先生手术前的病理检查为低分化腺癌，肿瘤细胞的分化程度低，即说明恶性程度很高。手术后虽然病情缓解了将近一年，但最终复发，并在腹腔多处转移，由于癌肿阻滞于胃脘肠脐之中，使得中焦受阻，通降失常，不能受纳水谷，也不能排出糟粕。癌毒内结，使得病情日益加重。正虚邪实，急用中药通腑、泄邪、抗癌，并扶助正气，使大量无形之邪及有形之毒排出，恢复正常生活和工作。

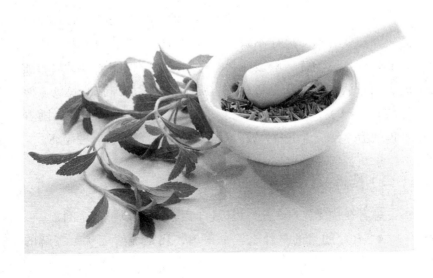

◇二◇
放疗与中西医结合

（一）放疗的概念

放疗是"放射治疗"的简称。也是当前治疗肿瘤的主要手段之一。放射线主要有 α 、β 和 γ 射线，具有高的穿透性和高能量，破坏细胞的分裂和生长。

放射治疗的目的是杀死癌细胞。近些年来，放疗也不断出现新的技术和设备，如新的放射源，各类加速器产生的X线、中子束、电子束、质子束等，放射线与电脑相结合的 γ 刀（伽马刀）、X 线刀等也相继问世，对某些部位的肿瘤无须开刀和流血（例如脑肿瘤）而进行治疗。放疗也可与手术和（或）化疗配合使用，以增强治疗效果。

放疗与手术一样，是一种局部的治疗。有些肿瘤对放疗敏感，而有些肿瘤对放疗不敏感。对肿瘤已经扩散的患者，放疗只能达到姑息治疗，舒缓症状的作用。放疗也能杀死正常的细胞，而且放射线本身也是致癌物质，能够破坏细胞的脱氧核糖核酸（DNA），造成细胞突变。例如，我们的临床发现，随着合理的治疗延长了生命，放疗后若干年，出现了另一种癌症。

（二）选择放疗需了解的问题

患者在接受放疗之前，也应该向医生查询以下几个问题。

● 放疗的目的是什么？是根治，还是缓解症状？缓解的话，能够缓解到哪种程度？

- 有哪些不良反应？这些不良反应是长期的还是短期的？
- 放疗使用的剂量怎样？照射的部位在哪里？
- 放疗有多大风险？成功的概率有多大？
- 放疗的主要过程及所需时间。
- 康复的时间，放疗后有无后遗症或并发症？

（三）舒缓放疗造成的不适症状

1. 放疗期间的不良反应

放疗后患者常见的不良反应有以下几方面。

（1）全身性反应

有多种不同表现，例如，产生骨髓抑制，使白细胞、血小板或全血细胞减少；放射线也可能杀伤正常细胞，破坏正常组织和细胞的功能，肝、肾功能异常等。

（2）局部损伤

常见于放射线照射的部位，例如口腔黏膜溃烂，唾液腺分泌减少，消化道出血，放射性肺炎，放射性膀胱炎，脑损伤，关节强直，皮肤红斑等。

（3）不适症状

放疗后常见的不适症状，有恶心、呕吐、头痛、头晕、耳鸣、口干、失眠、吞咽困难，口不能张开、无力、疲倦，四肢麻木疼痛。

2. 舒缓放疗造成的不适症状

减轻不良反应的方法，可用中医药及中西医结合治疗。放射线以中医辨证来讲，属于热毒性的物质，往往会耗伤体内阴津，患者多有阴虚火热证候，治疗中可加用养阴生津之品，也可在辨证施治的基础上，根据不同的临床表现而随症加减用药。

症状	可选用中药
白细胞降低	桑椹、枸杞子、鸡血藤、当归、女贞子、太子参、黄芪、党参、熟地黄、黄精等
口干、唾液少	石斛、天花粉、玉竹、北沙参、麦冬、天冬、知母等
头痛	天麻、白蒺藜、防风、川芎、蔓荆子、玄参、独活等
口腔溃烂	青黛、金银花、竹叶、麦冬、知母等
咳嗽、气短	川贝母、百合、麦冬、北沙参、石斛、玉竹、款冬花、枇杷叶等
腹泻	白术、仙鹤草、槐花、黄连、黄芩、葛根、白芍等
便秘	火麻仁、瓜蒌子、大黄、当归等
失眠	酸枣仁、五味子、茯神、百合等
放射性脑反应、脑水肿	葶苈子、猪苓、桑白皮、丹参、泽泻、茯苓、酸枣仁、五味子、车前草、熟地黄、山茱萸等
发热	金银花、连翘、大青叶、黄芩、青蒿等

（四）增强放疗的效果

放疗的患者常有阴虚、毒热内盛的表现，如放疗中配合某些养阴生津药，能使患者对放射线的敏感性和耐受力增强。服用软坚散结的中药，可使转移瘤消退更快。加用具有改善微循环功能的中药，可使肿瘤组织的乏氧状态减轻，增强放射线对癌细胞的杀伤能力。

（五）放疗后的治疗

放疗是一种有限制的治疗，不可能无休止地做下去。患者在完成放疗后，不仅要定期复查，更重要的是进一步积极治疗。中医根据患者阴、阳、气、血的虚损表现，以及体内癌毒存在的情况，选择扶助正气、祛除邪毒的治疗手法，例如服用中药、敷药、针灸，配合日常饮食，对于防止复发、提高远期的治疗效果都是很有意义的。

病　案

杨先生，47岁。2004年3月发现鼻涕中常有血丝。2004年5月，经鼻咽部病理活检，诊断为鼻咽癌（未分化型）。于2004年6月接受放疗。于2004年10月出现右腿无力，疼痛，行走困难，经检查诊断为鼻咽癌骨转移。

杨先生于2004年10月25日来诊，症见形体消瘦，颈部皮肤暗黑，有焦痂及脱皮；行走困难，气短无力，口干舌燥，张口困难，言语不清，不思进食；右腿疼痛，致难以入睡，右腹股沟处有多个肿大淋巴结，质硬不能推动，大者约如核桃大小。舌质红，无苔，脉细数。证属气阴两虚，邪毒内盛。治以养阴益气，排毒祛邪。

处　方

太子参、生地黄、熟地黄、芦根、北沙参、南沙参、制天南星、苦参、金银花、玉竹、炙鳖甲、石上柏。

中药**消瘤粉**，每日2次，每次2克。
腿部疼痛部位及腹股沟肿瘤部位外敷中药**攻毒散**，每日换药1次。

于2005年1月复诊，患者疼痛明显减轻，口燥咽干缓解，舌质红减轻，继续养阴、益气，排毒消瘤。并继续外敷中药。

在上方基础上用**白花蛇舌草**、**石见穿**、**知母**、**天花粉**、**蜈蚣**等加减，继续服用消瘤粉。至2005年12月，患者腹股沟肿物消失，腿痛消失，口可张开，食欲良好，讲话能力改善。经检查，骨转移灶消失，全身未见有新的肿瘤转移或复发。

••

此例鼻咽癌为未分化癌，恶性程度高，容易发生扩散和转移，患者虽经放疗，尚未能控制肿瘤的转移。

患者来诊时有两组症状。

一组是肿瘤骨转移后出现的症状，见有腿部无力，行走困难，疼痛难忍，腹股沟处有多个肿大的淋巴结。

另一组为放疗后不良反应的症状，见有口干舌燥、张口困难，颈部皮肤受损，言语不清，不思饮食等。

应用中药逐步改善放疗后的不良反应，并进一步祛邪扶正，排毒消瘤，使患者的转移病灶逐渐好转，行动恢复正常，提高了治疗效果。

由此说明，放疗结束并不等于治疗的结束，继续采用中西医结合的方法，对于改善毒性和不良反应，预防和治疗复发和转移，都是很重要的。

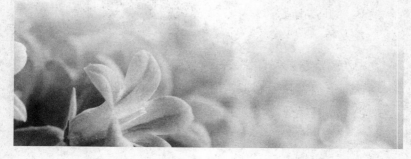

❀三❀
化疗与中西医结合

（一）化疗的概念

应用抗恶性肿瘤的化学药物来杀死癌细胞的方法称之为化疗，化疗药物又称作"抗癌药"。正常的细胞有其生命周期，能够自然生长和死亡，而癌细胞却不受控制地疯狂生长、增殖。化疗药就是设法阻止癌细胞生长的药物，在西医的治疗中，化疗药也常同手术、靶向治疗、放疗配合使用。

用化学抗癌药物治疗肿瘤已有超过50年的历史，化疗是当前抗癌的主要手段之一。化疗是针对全身的，在治疗肿瘤的同时，也使正常组织受到损伤，出现不可避免的不良反应。

（二）靶向治疗

与传统化疗药相比，分子靶向治疗具有较高的选择性和相对低的毒性。近年来，靶向药物发展迅速，各种新药如雨后春笋，在改善生活质量和延长生命方面有了一定的进步。靶向药物有毒性和不良反应，一般小于化疗。在一定的时间后产生耐药性，则失去治疗效果。

（三）选择化疗或靶向治疗需了解的问题

在接受化疗或靶向治疗前，应该向医生了解有关问题。例如以下几个方面。

- 化疗或靶向治疗对自己疾病的治疗有哪些好处？
- 用什么类型的化疗药或靶向药，有什么毒性和不良反应？
- 治疗的成功率有多大？目的是什么？是根治，还是缓解症状？
- 复发的可能性有多大？
- 怎样防治不良反应？
- 主要过程及所需时间。

化疗或靶向治疗是当前治疗肿瘤的主要方法，但不同的肿瘤对化疗或靶向治疗的敏感性也有不同。同放疗一样，化疗亦可能有致癌作用。近年来，也常与靶向药物配合或先后使用。有些患者在化疗或靶向治疗一定时间内可能有效，肿瘤明显缩小，癌指数明显降低等；但是只要体内尚存有一定量的癌细胞或存在有抗药性的癌细胞，肿瘤很快就会再生长出来，并可能对继续化疗、靶向治疗无明显效果，毒性和不良反应又很大。

在这种情况下，有些晚期癌症患者勉强自己继续不停地化疗、靶向治疗导致身体加速衰弱，肿瘤又同时未受控制地加速生长，应该考虑选择其他的治疗方法。

（四）化疗或靶向治疗期间的反应

1. 常见的不良反应

患者在化疗期间常见的不良反应有以下几个方面。

（1）造血系统受损

大多数化疗药物有不同程度的骨髓抑制，出现白细胞降低，特别是中性粒细胞减少，血小板减少，严重者全血细胞减少。患者常见精神疲惫、易受感染及抵抗力降低。

（2）消化道反应

常见有恶心呕吐、不思饮食、腹泻、腹胀、便秘、腹痛、胃肠道出血、口腔破溃等。

（3）器官损伤

化疗产生的毒性和不良反应可使心、肝、肾、肺等重要脏器受损，出现中毒性心肌炎、中毒性肝炎、中毒性肾炎、出血性膀胱炎、肺纤维化等，可出现心悸、呼吸困难、肝大、疼痛、咳嗽、发热、血尿及水肿，肝、肾功能异常等不同脏器受损的表现。

（4）免疫力弱

机体免疫功能受到不同程度的抑制，出现细胞免疫或体液免疫的指数降低等。

（5）皮肤反应

如头发脱落、皮炎、皮肤色素沉着等。

（6）神经受损

常见的有周围神经炎，出现四肢末端麻痹疼痛，以及其他神经系统受累的表现。

以上情况应该及时处理，以利于进一步治疗。

靶向药物也常有以上的毒性和不良反应，一般较化疗药为轻。但靶向药物的治疗期相对较长一些，所以其毒性和不良反应不可忽视。

有患者曾问我，说"化疗的医生认为在化疗期间不要吃中药，以免影响病人对药物的反应，继而影响下次的用药剂量，这是否正确？"其实此时加用恰当的中医药治疗，更有利于克服化疗的毒性和不良反应，减毒增效，协助化疗的顺利进行，有利于患者的治疗。在内地绝大多数的癌症患者都采用中西医结合方法治癌，在欧美等国家及东南亚多个地区，患者亦采用西医、中医或传统医学互补的方法抗癌。我们有许多海外的患者，如在美国、英国等，服用我们的中药治疗，同时也接受当地的治疗。

2. 以中药缓解不良反应

许多中药有扶正固本、益气养血、滋补肝肾的作用，能够有效地预防或减少化疗的不良反应，保护骨髓造血功能及心、肝、肺、肾等重要器官，减少化学药物的毒害，提高身体免疫功能。

有些患者在化疗中出现严重的白细胞减低、贫血、血小板减低，多种治疗都无效，使化疗不能继续。我们给予中药后，患者的白细胞、血小板等很快升高。有些患者在化疗过程中服用对其有益的中药，没有出现预计的严重不良反应，使得化疗顺利进行，这样的情况很常见。

化疗期间的不良反应，会造成严重的影响，可以选用中药，辨证施治，加减使用。

症　状	可选用中药
骨髓抑制，白细胞、红细胞减少	人参、黄芪、淫羊藿、阿胶、当归、鹿角胶、太子参、鸡血藤、黄精、白术等
恶心、呕吐	竹茹、半夏、麦芽、吴茱萸、黄连、生姜、丁香、柿蒂、陈皮等
腹泻	葛根、茯苓、秦皮、黄柏、炒白术、厚朴、山药等
腹痛	延胡索、乌药、厚朴、枳壳、佛手等
咳嗽	紫菀、杏仁、川贝母、枇杷叶、百合等
心悸、心慌	太子参、五味子、黄精、柏子仁、丹参等
水肿	猪苓、车前子、茯苓、冬瓜皮、泽泻等

（续　表）

症　状	可选用中药
发热	金银花、连翘、荆芥、薄荷、芦根等
便血	地榆、三七、阿胶珠、藕节炭、侧柏叶等
尿血	生地黄、车前草、白茅根、小蓟、地榆炭等
皮肤损伤	白鲜皮、地肤子、生地黄、山茱萸等
肝痛不适	川楝子、郁金、五味子、茵陈等

病　案

李小姐，38岁，经检查诊断患鼻咽癌，自第二次化疗后发生呕吐。每次呕吐后，李小姐担心缺乏营养，总尽量及时地多吃肉类食品，但没想到呕吐愈来愈严重，随着化疗次数增多，进食流质食品也会呕吐。李小姐来诊时，精神疲惫、消瘦、面色苍白、胃脘胀痛、口唇干燥、四肢冰冷、食入即呕，呕吐清水或酸水，且大便不畅。辨证为脾胃虚寒、胃气上逆。

处　方

党参、竹茹、紫苏梗、吴茱萸、香附、半夏、生姜。

此方以**党参**补中益气，**吴茱萸**、**紫苏梗**散寒宽中，**竹茹**祛痰，**半夏**、**生姜**降逆止呕，**生麦芽**健脾鼓舞胃气，辅以**香附**理气开郁。2剂后，呕吐吞酸大减，再服3剂，停止呕吐。

嘱下次化疗后服下方2～3剂。

至化疗完成，未再呕吐。

· ·

化疗的毒性和不良反应之一是引起胃肠功能障碍而恶心呕吐。呕吐也使胃气更加虚损，影响对原有疾病的治疗，也不能正常地饮食，进一步加速了身体的衰竭，不利于康复。严重时可发生脱水、电解质紊乱、酸碱平衡失调、营养不良、体重下降等恶劣情况。

有很多人担心因为恶心呕吐而导致缺乏营养，呕吐后随即进食高营养食品。殊不知这时胃气虚弱，消化能力差，难以承受大量不易消化的食物，结果造成反复呕吐，更加重了营养不良。

正确方法是，在呕吐间歇时，慢慢少量多次饮中药液，可加饮少量生姜煎的水；不呕时则可用**生姜**、**炒麦芽**、**山楂**煎水温服，或加少许蜂蜜，少量多次饮下，不应即刻进食。待休息一段时间，或感到饥饿时，进食少量清淡而容易消化无刺激性的食物，如饮米粥等。中药对化疗后恶心、呕吐，有明显的治疗效果。

3. 化疗期间增强体质

大家都知道，白细胞是人体的"卫兵"，保护人体对抗各种有害物质的侵害。由于化疗药物产生不可避免的毒性和不良反应，造成人体气血两虚，更会造成骨髓抑制而导致白细胞或红细胞、血小板均降低。根据这个特点，中医以"补虚"为基本治疗原则，辨明脏腑及阴阳的虚损情况，分别采用补气养血，滋养肝肾，温肾健脾等法。同时根据患者肿瘤发展的状况，采用"急则治其标""缓则治其本"，或攻补兼施，或先补后攻等方法加以治疗。

病　案

　　王女士，50岁，2个月来经常咳嗽，曾经服用治疗感冒药和止咳药，仍未痊愈。近两个星期咳嗽加重，并常有血痰咳出。经医院进一步检查，发现患了肺癌。很快安排了化疗，所需次数约为6次，但做了3次以后，她的白细胞数量下降很明显，并感到全身疲乏、虚弱、出汗。因没胃口不想吃食物，头晕无力，只好暂停化疗。经休息3个星期后，血液中白细胞仍没有回升，又加用促进白细胞增生的西药亦无效。她的咳嗽加重，伴有胸闷气短、咳嗽多痰、耳鸣头晕、周身骨痛，便来就医。

　　症见面色萎黄、形体瘦弱、咳声无力、舌质淡有齿痕、脉沉细。辨证为肺脾肾虚损。

处　方

鸡血藤、熟地黄、女贞子、当归、太子参、黄精、补骨脂、枸杞子、浙贝母、百合、陈皮、生薏苡仁。

　　服药一周后，白细胞即有回升，再服药一周，并加**党参**等

29

药，白细胞升至正常水平。王女士精神好转，食、睡情况均明显改善。

当周围血液的白细胞低于4.0×10^9/L以下时即为白细胞少。常见的症状有头晕、疲乏、衰弱、食欲减退、全身肌肉或关节酸痛、失眠多梦、低热、畏寒、腰酸痛、心慌等。该患者以益气健脾补肾之法，对提升白细胞有明显效果。

白细胞降低后人体的防御功能降低，患者除服药外，还要在多方面预防各种感染，例如注意气候变化，防止感冒而加重病情；饮食宜清淡而富有营养，忌肥甘厚腻，以防生湿困脾伤胃，影响气血化生；又忌食辛辣，虾、蟹等发物，也忌食生冷。

4. 增强化疗的效果

中药是天然药物，不但能减轻不良反应，且有增强治疗效果的作用。这些功效，已经在许多实验研究和临床研究中得到证实。癌症患者体质较虚弱，加用扶正培本的中药，或根据患者身体状况、脏腑虚损情况而有针对性地加用益气、补血、健脾、补肾等中药，有利于化疗的顺利进行。针对性地辨证用药，可以增强抗癌消瘤，其作用是肯定的。

病　案

58岁的钱女士，诊断为卵巢癌晚期腹腔转移，需接受化疗。化疗药毒性和不良反应很大，而致呕吐剧烈，完全不能进食。即使饮一小口水，也会呕吐。身体极度虚弱，四肢冰冷，无力，不能起床活动，只能卧床，无力讲话，神志不清，脉微弱。白细胞、红细胞降低，化疗也无法继续。用**党参**、**白术**、**茯苓**、**山药**、**陈皮**等加减降逆止呕，补气健脾。

患者在化疗前后数周内坚持服中药，少量多次地服药。呕吐逐渐减少，可以逐渐进食流质食物，血细胞上升，又可进行化疗。

一个多月后患者出院，继续服用中药，体质逐渐增强，胃口慢慢转好，进食由流质渐渐转为正常饮食。其后腹痛、腹胀减轻，但有时仍有胀痛不适，继续服用中药。前后加减药物有：**白花蛇舌草**、**半枝莲**、**石见穿**、**穿破石**、**白屈菜**、**王不留行**、**益母草**等。至化疗后两个半月复诊检查，腹部多发性转移灶及腹水全部消失，未发现新的病灶。（此案例详情见第四章病案12）

• •

此例患者取得良好的治疗效果，是中西医结合治疗的明证。如果不加用中医药治疗，化疗严重的不良反应使得身体极度衰弱，不但化疗不能继续进行下去，生命亦有危险。中西医结合的治疗使得患者渡过难关，化疗也可进行。患者在化疗前、化疗中及化疗后一直坚持中医药治疗，最终取得良好的治疗效果。

（五）化疗后的治疗

化疗不可能无休止地做下去，但对疾病的治疗是需要持之以恒的。化疗后调理亦为治疗肿瘤的重要环节。有些患者以为做完化疗后，无事可做了，只是定期去检查。检查后如肿瘤没有复发，就很高兴，但是一旦发现肿瘤复发，往往已是很晚期了。况且肿瘤在化疗后再度复发或转移是很常见的。因此绝不能消极等待，而是抓紧时间，用中西医结合的方法做进一步治疗和调理，这应该是更合理、有效、有益的办法。

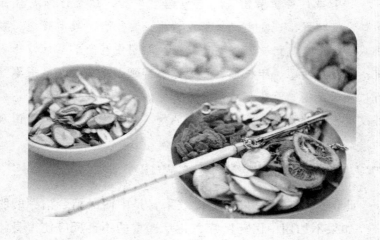

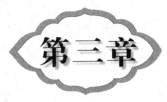

第三章
常见癌症概述

肝 癌

（一）肝癌的病因病理

肝癌是常见的恶性肿瘤之一，起病隐匿，发展迅速，当感觉不适去看医生时，往往已属晚期。

1. *病因*

与肝癌有关的发病原因大概有下面几种。

（1）*病毒性肝炎与肝硬化*

肝癌患者中有50％以上都曾感染过乙型肝炎。慢性肝炎也容易发展成为肝纤维化、肝硬化，这些都是肝癌的高危易发人群。积极接种疫苗，预防肝炎、肝硬化，及时治疗肝炎及肝病都很重要。

（2）真菌毒素

最常见的真菌毒素如黄曲霉毒素，在温度高、潮湿的环境中最易生长，并喜欢在花生、玉米（粟米）、大米、面粉、大豆等食品中迅速繁殖。黄曲霉毒素有极强的致癌能力，尤其是肝癌。这种毒素有很强的抵抗力，要加热到280℃左右或用强紫外线照射才能被破坏。一般的烹调温度不能消除黄曲霉毒素，此外还有多种真菌亦有致癌作用，所以注意不要吃发霉、变质的食品是非常重要的。

（3）精神创伤

中医学认为肝与人的精神，情志有密切关系。肝应经常疏泄、条达、精神愉快，情绪稳定，气血运行才能舒畅。如遇过重的精神打击，个人不能很好地去舒解，或经常忧愁、抑郁、悲伤、紧张，肝的功能就会受到影响，造成气机郁结，血行不畅，与肿瘤的发生有密切关系。

（4）酒精中毒

长期饮酒对肝有破坏，并容易造成肝功能障碍、肝硬化等而增加患肝癌的机会。

（5）药物

不少药物对肝有毒性，如长期服用会加重肝的代谢失调及导致肝癌的可能，例如类固醇、某些性激素等。

（6）亚硝酸胺

长期服食腌制食品，其中有些化学成分会转变为亚硝酸胺，有引发肝癌的可能。

（7）其他因素

寄生虫、环境污染、农药、饮水污染等，均是致癌因素。如日本血吸虫易寄生于肝而引发肝癌。

2．病理

（1）大体形态分为

❶巨块形；❷结节型；❸弥漫型。

（2）组织学分类可分为

❶肝细胞癌：最常见，约占肝癌的90%；❷胆管细胞癌；❸混合型肝癌。

（二）肝癌的可能征兆

原发性肝癌是常见的恶性肿瘤之一，其恶性程度很高，依疾病的发展可能有以下征兆。

1．没有胃口

最常见的病征是消化不良，食欲减退，食量逐渐减少，或虽有胃口，但食后腹胀，所以不想进食。病情加重后常感到上腹部不适，恶心、呕吐，或常有腹泻。

2．上腹部疼痛或肿块

有时上腹部或肝区闷胀不适或疼痛，可为间歇性或持续性钝痛或刺痛，不经治疗可自行缓解，或疼痛有日轻夜重的现象，少数患者右上腹部可能摸到肿块。

3．全身无力和消瘦

全身乏力，四肢无力，体重逐渐减轻，由于癌细胞进行性增殖、饮食减少及癌组织代谢的消耗，都会引起消瘦，应引起警觉。

4. 发热

约1/3的患者有持续发热，但温度不是很高，37.5～38℃，少数可能更高，有时被误认为感冒而被忽视。

5. 转移引起的症状

少数患者早期即出现转移，以转移到肺、骨、脑较常见，可见到咳嗽，胸闷、骨痛、呕吐，运动不便等。

6. 黄疸

一般较晚才出现，皮肤及白眼球黄色，尿色变黄并逐渐加重、加深。

7. 腹水

较晚期出现，外表见腹部胀大，而腹腔内有液体积聚，是肝功能严重损害的表现。

8. 其他

有时会出现低血糖、高钙血症、蜘蛛痣等症状，全身无力、骨骼疼痛、肌肉酸痛等。

如有以上症状逐渐或交替出现，要早做检查，早看医生。

（三）肝癌患者的检查

患者如出现有关的征兆和症状，再结合各种检查，有助及时诊断。

1. 早期诊断

原发性肝癌较灵敏而方便的方法是甲胎蛋白（AFP）的

检测。

　　肝癌的患者AFP普遍会升高，如用高敏感检测方法对AFP进行定量动态观察，有90%以上的准确率。大多在临床症状出现前的6～8个月即可发现，故对早期发现、早期治疗很有意义。

　　AFP是胎儿在母体内发育时，肝细胞产生的一种特殊的甲型蛋白质，但出生后，这种蛋白质即不再产生。当患肝癌后这种蛋白质又会出现，所以检测血液中这种蛋白质量，对诊断有一定帮助。但是还有相当部分的肝癌患者AFP没有变化，故不是对所有患者有意义。

　　2. 其他检查

　　（1）酶学检查，如血清碱性磷酸酸（AKP）、γ-谷氨酰转肽酶（γ-GT）、乳酸脱氢酶（LDH）等增高。

　　（2）超声波检查、肝功能检查、X线检查等有辅助意义。

　　（3）肝穿刺病理组织学检查对确定诊断有价值。

　　（4）CT（电脑X线断层摄影）、MRI（磁共振成像技术）检查能显示直径0.5cm的肝内肿瘤。

　　3. 患者出现肝掌、蜘蛛痣、腹壁静脉怒张、舌质紫暗等异常

　　肝掌是患者手掌的大鱼际（拇指下方）或全手掌出现超出正常的红色。蜘蛛痣是患者的胸部、面部或其他部位皮肤出现细小的毛细血管扩张，状似蜘蛛，压之褪色。股壁静脉怒张可在腹部，严重者也可在胸部均见到静脉血管突起。肝掌和蜘蛛痣的出现，是肝功能受损，肝脏血行瘀滞，使体内某些代谢产物不能在肝灭活，而有些物质释放或合成过多，微血管扩张及通透性发生改变后导致。

4. 从中医学角度分析检查

"肝为刚脏，性喜条达"，肝主疏泄，有调节人体气机的功能。肝癌患者，早期常见有七情失常，气机郁滞的表现。病情进一步发展后，又有气滞血瘀，或热毒蕴结，水饮内停，癥瘕积聚的不同表现，治则宜根据不同证候表现而立。

（四）肝癌的治疗

1. 西医治疗

西医采取的治疗方法主要有：❶手术治疗；❷放射治疗；❸靶向治疗；❹介入治疗，包括放射性介入治疗（血管性介入治疗）和超声介入治疗（非血管性介入治疗）等。

2. 中医治疗

根据肝癌的表现，大体可分为以下几个辨证类型。

（1）肝郁脾虚

胸闷腹胀，胁下疼痛，神疲乏力，嗳气纳差，苔薄白或腻，脉细或弦。治以健脾化湿，疏肝解郁。方用**香砂六君子汤、逍遥丸**等加减，或**柴胡、薏苡仁、茯苓、白花蛇舌草、大腹皮、香橼、香附、白术、泽泻**等加减。

（2）气滞血瘀

胁下积块，胀痛或刺痛，脘腹胀满，面色黧黑，舌质暗或有瘀斑，苔薄白，脉弦或细。治以活血化瘀，理气散结。方用**血府逐瘀汤、越鞠丸**等加减，或**赤芍、炙鳖甲、郁金、预知子、香附、红花、桃仁、枳壳**等加减。

（3）热毒蕴积

胁下积块，面目俱黄，口干口苦，恶心呕吐，便结溲赤，舌质红，苔黄腻。治以清热利湿，解毒抗癌。方用**龙胆泻肝汤**等加减，或**柴胡**、**茵陈**、**金钱草**、**预知子**、**郁金**、**栀子**、**大黄**、**川楝子**等加减。

（4）肝肾阴虚

胁下隐痛，精神疲惫，恶心烦热，低热盗汗，口干津少，纳差腹胀，舌质红，脉细数。方用**一贯煎**等加减，或用**墨旱莲**、**鳖甲**、**麦冬**、**牡丹皮**、**女贞子**、**当归**、**生地黄**、**龟甲**等加减。

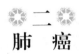

二

肺 癌

（一）肺癌的病因病理

肺癌是常见的恶性肿瘤之一。近几十年来，肺癌的发病率在很多国家明显上升，50—60岁是高发年龄段。但老年人及年轻人的发病率也逐渐增高，以下是常见的可能病因。

1. 病因

（1）吸烟

在香烟中已找出多种可能致癌的物质，例如燃烧不全而产生的一氧化碳、辐射性物质、甲烷、亚硝胺类等。这些致癌物质能减低人体的免疫功能，提供有利于癌细胞生长和繁殖的环境。吸烟者患肺癌的概率大大高于不吸烟者，同时，也常见到有些患者曾经吸烟多年，后来虽戒掉了香烟，但在戒后数年后仍可能患肺癌。

（2）二手烟

虽然自己不吸烟，但在生活或工作的环境中存在经常吸烟者亦是十分有害。吸烟者吐出的烟雾以及香烟燃烧时产生的废气均有致癌的作用，经常吸二手烟者，患肺癌的可能性约大于其他人2倍。

（3）环境污染

空气及环境的污染是致癌的重要因素之一。例如工业生产中释放的化学气体、汽车尾气、石棉制品、烟尘、含有辐射性的建筑材料、居家装修材料中的有害物质、水源的污染等，数不胜数。总之，工业愈发达的国家或地区，肺癌患者也愈多。

（4）个人因素

包括精神创伤、精神紧张和压力，以及个人职业的因素。例如工作中长期或大量接触有害化学物质、有害气体、石棉、砷、铬、煤焦油、放射线等。应经常注意调节个人精神，缓解压力，做好劳动保护和各种预防的措施。

（5）饮食因素

食物中饱和脂肪含量太多者患癌率增高。烹调食物时的高温、煎炸、热油亦都是有害的。少吃高脂肪、大量蛋白及大量煎炸的食物，避免烹饪时的高温、大量烟雾及油的高热，是日常生活中应该经常注意的问题。

（6）慢性疾病

肺的其他疾病，如长期慢性肺结核、结节病、间质性肺纤维变的患者，较容易发生肺癌。慢性气管炎等使肺部的抵抗力及免疫功能降低，长期慢性炎症的机体组织在一定条件下，可能发生恶性改变。所以积极治疗慢性疾病是很重要的。

2. 病理

从肿瘤发生部位上，一般可分为：❶中心型；❷周围型；❸弥漫型。

从大体形态上，可分为：❶管内型；❷管壁浸润型；❸球型；❹块状型；❺弥漫浸润型。

组织学分类法当前分为：❶小细胞肺癌；❷非小细胞肺癌，包括鳞状细胞癌，腺癌，大细胞癌，腺鳞癌；❸多型性癌；❹肉瘤样或含肉瘤成分癌；❺唾液腺型癌；❻末分化癌等。

（二）肺癌的可能征兆

肺癌缺少早期症状，发现时多属中晚期。肺癌也没有特别的症状，而往往同普通的肺部疾病的表现相似，所以应对其可能出现的征兆早做鉴别。

1. 咳嗽

肺癌患者多半会出现阵发性干咳或刺激性呛咳，但无痰或仅有少量白色泡沫样黏痰。有时误认为是感冒或慢性气管炎，但咳嗽持续2～3个月或更长时间，用治咳药物治不好，就应提高警惕。

2. 咯血或痰中带血

咳嗽一段时间可能有痰中带有血丝，或出现间歇性少量血痰，或血渐多于痰，血色较新鲜。咯血或许偶然出现，不经治疗自行消失，也应引起注意。随病情发展可能有长期咯血。

3. 发热

有些病人有反复发热，但热度一般不太高。有时被误认为是感冒或气管炎，但发热可能反复出现。

4. 胸痛

开始时有点胸闷，以后有持续性胸部隐痛或刺痛、钝痛。

5. 呼吸气促

早期偶尔有气促或气喘，以后逐渐加重，出现呼吸急促，呼吸困难。

6. 肿瘤压迫或转移的表现

肿瘤较大可能出现压迫周围神经、血管的表现，如声音嘶哑、头晕、眼花、胸闷、胸背部水肿、吞咽困难等。有些患者并没有呼吸道的征兆，一开始即有肿瘤转移到身体其他部位的表现。如脑转移可见到头痛、眩晕、呕吐；肿瘤压迫或侵犯喉返神经可出现声带麻痹；肿瘤转移纵隔，压迫食管可引起吞咽困难；转移到脊椎，压迫脊髓，引起截瘫等。

7. 其他异常

有时会出现四肢无力，肌肉或关节酸痛不适，或全身肌肉及骨骼有游走性或固定性疼痛，但检查无特殊发现。或有内分泌障碍，手指和脚趾末端肥大。有些患者开始误认为是关节炎而去就医。

（三）肺癌患者的检查

患者如出现有关的征兆和症状，再结合各种检查，有助及时诊断。

1. 痰脱落细胞学检查

从痰中找癌细胞,是简单有效的早期诊断方法。痰液容易取得、方便、无痛苦,可重复检验,有相当的患者能从痰中找到癌细胞。缺点是从痰中找到癌细胞的概率不是非常高。

2. 影像学检查

X线检查(胸部平片、体层摄影及部分病人的支气管造影等)是诊断肺癌的重要方法之一。有方便和实用的价值,但X线影像仅能反映局部的病理变化,要结合其他检查综合分析,才能做出全面评价。CT(电脑断层扫描)对判断肿瘤位置、大小,肺癌的定性、定位、分期诊断,以及确定治疗方案很有帮助。

3. 纤维支气管镜检查

能直接观察声带、气管及支气管内的病理改变,同时可取得组织样本来进行进一步病理学检查,以确定诊断。

4. 从中医学角度分析检查

肺癌病位在肺,而发病后则关联五脏。可见到痰、血、邪毒、癌毒阻塞气道及郁阻于胸肺中的表现,或有痰凝毒聚,气滞血瘀,水饮内停,宣降失职,五脏失调,邪毒正盛而正气已虚的表现。

5. 其他检查

有生化及免疫学检查等多种方法。如癌指数(CEA)基因检测、血液中癌细胞检查等都有较好的应用价值。

（四）肺癌的治疗

1. 西医治疗

西医治疗，以手术、化疗、放疗、靶向治疗为主要方法。由于肺癌的病理类型不同，病变侵犯的范围、分期不同，而采用不同的综合治疗模式，如手术后或手术前放疗、化疗或靶向治疗或同时放疗、化疗或靶向治疗等。

2. 中医治疗

肺癌大体可分为以下几个辨证类型。

（1）痰热壅盛

咳嗽痰多，胸闷或胸痛，气急喘促，口渴便结，苔黄或黄腻，脉细数。治以清热解毒，化痰散结。方用**海藻玉壶汤**等加减，或金银花、**桔梗、天花粉、半夏、贝母、夏枯草、浮海石、海藻、昆布、瓦楞子**等。

（2）气阴两虚

气短乏力，咳嗽少痰，口燥咽干，心烦易汗，舌质红，脉细数。治以益气养阴，润肺清热。方用**养阴清肺汤**等，或**北沙参、南沙参、石斛、麦冬、玉竹、桑叶、地骨皮、百部**等加减。

（3）气滞血瘀

胸背闷或胀痛，咳嗽不畅，或痰中带血，或头晕气短，舌暗苔白，脉弦或涩。治以理气行血，通络止痛。方用**血府逐瘀汤**等，或生地黄、**当归、赤芍、枳壳、三七、全蝎、地龙**等加减。

（4）肺肾两虚

咳嗽气促，腰脊酸软，疲乏无力，面色㿠白，手足不温，苔薄白，脉沉细或细无力。治以温补肺肾。方用**补中益气汤**等，或**党参**、**黄芪**、**白术**、**淫羊藿**、**熟地黄**、**百合**、**菟丝子**、**肉苁蓉**、**炙甘草**等加减。

❀ 三 ❀
鼻 咽 癌

（一）鼻咽癌的病因病理

鼻咽癌在全世界的发病范围内，以东南亚多见，其中尤其多发生于中国，而又集中多发于广东、福建、台湾等地，其他地区相对较少。患者以男性多于女性，多发于30—50岁，可能病因包括以下几个方面。

1. 病因

（1）遗传因素

据估计全世界80%以上的鼻咽癌病例发生在中国，其中又以广东、东南诸省患病者最多，而客家人的发病率明显高于外地人士。即使粤籍人士移居外地，患鼻咽癌的概率也明显高于当地人士，说明遗传因素是应该重视的。一家人中也可见父子或兄妹均患鼻咽癌，故有家族病史者，应特别注意，及早预防，以及定期检查。

（2）病毒感染

有关研究表明，鼻咽癌与一种EBV滤过性病毒的感染有关。患者体内的抗EBV病毒抗体数值亦明显高于其他人。

（3）环境因素

环境中如经常有烟雾、粉尘，或有害的气体，均会通过呼吸而进入鼻咽部，对鼻咽部产生慢性刺激，其中亦有许多有害的致癌物质。研究亦认为以往东南沿海地区房屋低矮，通风不良，长期以烧柴草为燃料，烟熏火烤，均是可能的因素，鼻咽癌与环境、空气污染，均有关联。

（4）慢性鼻咽部炎症

鼻咽部是人体的门户，如发生急性炎症没有及时治愈，很容易转变为慢性炎症，使鼻咽部的黏膜和组织长期受刺激，引起细胞增生、血管增生、细胞变性，以致发生癌变。

（5）不良生活习惯

饮酒、吸烟都是已知的致癌因素，另如室内烧柴，燃点香、草，环境之中烟雾弥漫，或习惯吃咸鱼、酱菜、腊肉、香肠等不新鲜食物、变质发霉的食物，都属不良生活习惯。经常食辛辣、刺激性食物，或常吃火锅、熏烤、热烫食品，且愈烫愈好，也都是不良生活习惯，容易对鼻咽部造成损伤或癌变。

（6）其他因素

如长期精神紧张和处于压力，偏食习惯造成体内某些营养成分的缺乏，某些微量元素的不良刺激等，都是该避免的不良因素。

2. 病理

大体形态分为：❶结节型；❷菜花型；❸溃疡型；❹黏膜下

浸润型。

组织类型可分为：❶未分化型；❷鳞状细胞癌等。

（二）鼻咽癌的征兆及症状

鼻咽部是人体非常重要的部位，连接鼻、呼吸道、耳、口腔、脑神经，并有丰富的淋巴、血管和神经系统，所以鼻咽癌的有关征兆及症状，会在这些部位出现异常表现，包括以下几个方面。

1. 鼻的症状

鼻涕中带血较常见，有时回吸痰中带有血丝或小血块。如果较粗的小血管破裂，可能鼻流血。早期有经常性的鼻塞，流涕或脓涕，有时与慢性鼻炎、鼻窦炎相似。

2. 耳的症状

肿瘤如向两侧发展，会影响耳咽管、中耳，出现耳塞、耳鸣、听力减退。如发生中耳炎，中耳积液，可引起耳痛。

3. 眼的症状

癌组织侵犯眼眶或眼神经，可引致视力减退、视物模糊、复视、眼球运动障碍、眼球凸出等。

4. 头痛

大多数患者有头痛，早期较轻，多为间歇性头痛，随疾病发展，头痛常加重，成为持续性的头痛，夜间头痛更重。

5. 颈部肿块

初起时可能偶然发现颈部或下颌部位有一个或几个大小不

等的肿块，不痛不痒，比较光滑，可以活动。以后可能融合成较大肿块或如串珠状，肿块变硬、固定，不易移动。

6. 脑神经压迫症状

鼻咽癌肿瘤向头颅内、头颅底及周围组织、血管侵犯时，会影响到脑神经而出现多种多样症状，如嗅觉减退或消失、失明、眼睑下垂、斜视、复视、面部麻木、面瘫（如口角下垂、鼓腮不灵）、鼻唇沟变浅、眩晕、耳聋、吞咽困难、声音嘶哑、舌伸出时偏斜、说话不清等症状。

7. 口腔的症状

肿瘤如侵入口腔或扁桃体，会有吞咽困难、呼吸不畅、口腔出血、溃疡等。

8. 远处转移的症状

鼻咽癌的肿瘤可能转移至肺、肝、脑、骨、脊椎等部位，引起这些部位相应的症状，如咳嗽及疼痛、截瘫等。

（三）鼻咽癌患者的检查

鼻咽癌可疑患者，如果出现血涕、鼻出血、鼻塞、头痛、耳鸣、听力障碍、复视、颈部肿块等症状三项以上者，便要高度怀疑，进行全面检查。

1. 鼻咽镜检查

用间接鼻咽镜，可发现鼻咽部肿瘤的生长部位、大小和形态。直接鼻咽镜和光导纤维镜能够更清楚地观察和取样。

2. 病理检查

通过鼻咽镜可在怀疑有肿瘤的部位钳取组织做检查，或反复多次活检以确诊。

3. 脱落细胞检查

用涂擦或刮取鼻咽部病灶和负压吸引等方法，取得鼻咽部的脱落细胞，在显微镜下找癌细胞。

4. 颈部淋巴检查

有时鼻咽部原发病灶较小，或难以找到癌细胞，但在颈部有转移的淋巴结，可做颈部淋巴结针吸或切取淋巴结做检查。

5. EB病毒血清学检查

可作为鼻咽癌的辅助诊断。目前常用的指标是EBVIgA / EA。

6. 影像学检查

鼻咽部软组织与颅底骨紧邻，所以鼻咽癌极易侵犯颅底骨，通过X线检查，可发现受侵害部位骨质的缺损或破坏情况。CT或MRI检查：鼻咽癌的CT检查或MRI检查具有高度的分辨率和图像清晰的特点，能够了解鼻咽癌病变部位范围，肿瘤向邻近组织侵犯的情况等，为分期和治疗提供依据。颈部彩色B超（声波）检查可发现颈淋巴结的转移。

7. 中医学角度的分析检查

鼻与肺、肝、胆的关系密切。本病的病性多为本虚标实。虚以阴津亏损，正气不足为主，实以热毒痰瘀多见。早期多见有热毒蕴肺、痰凝血瘀等，晚期多见正气亏虚，癌毒内蕴的表现。

（四）鼻咽癌的治疗

1. 西医治疗

西医对鼻咽癌的治疗，以放射治疗为主；辅以化疗和手术治疗。

2. 中医治疗

鼻咽癌大体可分为以下几个辨证类型。

（1）**热毒蕴积**

血涕或血痰，头痛鼻塞，口苦咽干，尿黄便秘，舌质红，苔黄，脉弦或数。治以清热解毒散结。方用**五味消毒饮**等加减，或**夏枯草**、**山慈菇**、**蒲公英**、**紫花地丁**、**野菊花**、**苍耳子**、**龙胆**等加减。

（2）**肝郁痰凝**

痰多胸闷，耳闭鼻塞，颈部肿块，头晕脑胀，舌暗、苔腻，脉弦或滑。方用**二陈汤**等加减，或用**柴胡**、**郁金**、**枳壳**、**浮海石**、**生牡蛎**、**瓜蒌子**、**桔梗**、**玄参**等加减。

（3）**气血瘀滞**

胸胁痞闷，口苦口干，颈部肿块，疼痛不适，舌质紫暗，脉细或涩。方用**通窍活血汤**等加减，或用**三棱**、**莪术**、**枳壳**、**丝瓜络**、**赤芍**、**白花蛇舌草**、**丹参**、**地龙**、**海藻**等加减。

❀四❀
胃 癌

（一）胃癌的病因病理

胃癌是常见的恶性肿瘤，占消化道癌症的50%。胃癌的多发年龄为40—60岁，男性多于女性，但近年有逐渐年轻化的趋势，年轻女性患者也逐渐增多。

1. 病因

分析胃癌的可能病因，有以下几点需要注意。

（1）慢性胃炎

慢性胃炎长期得不到治愈，增加了患胃癌的机会。慢性胃炎有机会发生肠上皮化生，有证据表明是属于癌前病变，以及长时间的胃幽门螺旋杆菌不能治愈等。

（2）胃溃疡

胃溃疡长期不愈，以及严重的，面积较大的胃溃疡，发生癌变的可能性明显增高。

（3）胃息肉

胃部息肉如较多较大，有较强的恶变倾向。

（4）饮食习惯

长期吃熏烤、腌制食品，喜食酸菜、泡菜，煎炸、高盐饮食等的人，胃癌发病率高。多项研究显示，腌制食品中含有硝酸盐，进食后会转为致癌物亚硝酸胺，熏制品中含某些的多环芳烃，增加患癌机会。

（5）遗传因素

统计数据显示，家族中有患胃癌者，其他家族成员患胃癌的概率明显增高，说明其发病有一定的家族倾向。

（6）吸烟

长期吸烟而导致胃癌前期病变的概率大于不吸烟者两倍，而且吸烟时间愈长，吸烟数量愈多，这种胃癌前期病变的概率也愈高。

（7）其他因素

包括有长期精神压抑、紧张，或长期进食时生气、争吵，严重贫血等，都是应该注意和预防的。

除了以上因素外，中医学认为胃癌的发生与**正气虚损，痰瘀凝滞**有关。由于饮食不节而致脾胃损伤，进食之物不能化为精微养身而化生为痰浊，气机运行受阻而致血行阻滞，形成瘀血。痰浊与瘀血相互阻结，使得痰、火、瘀、毒不散，乘正气虚弱而壅积结聚形成肿瘤。

2. *病理*

从大体形态上，早期胃癌可分为：❶隆起型；❷平坦型；❸溃疡型。中晚期胃癌可分为：❶息肉样；❷溃疡型；❸溃疡浸润型；❹弥漫浸润型。

组织学类型可分为：❶腺癌；❷黏液腺癌；❸印戒细胞癌；❹未分化癌等。

（二）胃癌的征兆和症状

胃癌早期症状不明显，即使有症状，也无特异性，往往同慢性胃炎、胃-十二指肠溃疡相似。当出现明显症状时，大多已属晚期，所以要注意早期不适症状。

1. 胃部不适

胃部或者是人们常说的心窝部，经常有胀闷不舒或隐隐作痛，又或胃部有轻微灼热感，好像有些饥饿感觉。较典型的表现是痛而无规律，进食后不能缓解。

2. 口味改变

原来喜欢吃的食物忽然不喜欢，或胃口变差，原来可以吃很多食物变得不想再吃。

3. 食欲减退

食后饱胀，嗳气多并逐渐加重，怕食油腻，厌恶肉食。

4. 疲倦乏力

由于进食量少故逐渐消瘦，面色苍白，体力变差，疲倦无力，体重减轻。

5. 恶心呕吐

从偶有恶心而逐渐加重，或出现呕吐，呕吐物常腐败酸臭，晚期可吐出咖啡色胃内容物及出现吞咽困难，食物反流。

6. 呕血黑粪

由于癌组织糜烂，粪便隐血试验持续阳性，当癌组织破溃，累及血管，可出现呕血，排黑粪及柏油样便，甚至大出血。

7. 其他表现

由于慢性出血或急性出血，可能引致贫血；腹部可能摸到肿块，大小不定，质地较硬，容易腹泻，或有便秘。

锁骨上可能会摸到肿大的淋巴结，晚期可能有腹水，下肢水肿，身体严重消耗和虚弱。

（三）胃癌患者的检查

胃癌患者做检查可能发现有以下异常。

1. 内镜检查

上消化道胃镜和镜管以玻璃纤维制成，管径细窄柔软，容易吞下，是当前最直接而方便的检查方法，可以发现早期胃癌，确定类型，进行摄影，病理活检，脱细胞学检查等。

2. 影像学检查

为了清楚显像，可做X线钡剂检查，CT等检查。

3. 粪便与血液化验

大便检查持续隐血阳性，如排除了肠道的病变及痔，则要考虑胃癌的可能。血液中红细胞及血红蛋白往往降低。

4. 从中医角度的检查

中医学认为胃为水谷之海，脾胃为后天之本，气血生化之源。脾为湿土，易得阳气而运化，胃主燥土，易有阴血滋养，如脾胃之土受克，或滋养运化受损，有可能产生胃癌。中医的四诊可能发现患者有正气虚损、痰瘀凝滞、运化失常的表现。触诊可能会发现腹部的肿块，或者颈部的硬节。

（四）胃癌的治疗

1. 西医治疗

早期胃癌以手术切除为主，辅以术后化疗，免疫治疗，进展期胃癌有术前化疗、术中化疗、术后化疗等方法，晚期患者有姑息性手术切除减轻症状，或化疗。有些早期胃癌用内镜手术治疗。

2. 中医治疗

胃癌大体可分为以下几个辨证类型。

（1）痰气交阻

脘腹胀痛，连及两胁，呕吐黏液，呃逆嗳气，吞酸嘈杂，舌白腻，苔薄白或薄黄，脉弦或滑。治以化痰理气，散结消瘤。方用**香砂六君子汤**等加减，或用**柴胡**、**郁金**、**当归**、**半夏**、**海藻**、**藤梨根**、**延胡索**等加减。

（2）瘀毒内阻

胃脘胀痛或刺痛，心下痞块拒按，口渴思饮，便干色黑，五心烦热，舌质紫暗，苔少或黄，脉沉细数。治以清热解毒，凉血祛瘀。方用**普济消毒饮**等加减，或用**夏枯草**、**黄连**、**山药**、**板蓝根**、**连翘**、**牡丹皮**、**白花蛇舌草**、**龙葵**等加减。

（3）脾胃虚寒

胃脘冷痛，喜温喜按，肢冷神疲，便溏，水肿，面色㿠白，苔白质淡，脉细无力。治以温中散寒，健脾益气。方用**附子理中汤**等加减，或用**党参**、**白术**、**茯苓**、**高良姜**、**佛手**、**石见穿**、**白英**、**荜茇**、**薏苡仁**等加减。

❀ 五 ❀
乳 腺 癌

（一）乳腺癌的病因

乳腺癌在西方国家发病率是女性恶性肿瘤的第一位。病因一般认为与内分泌失调、遗传因素等有关。中医学对乳腺癌的认识自古已有，称为乳岩、乳石英等，认为其发生与肝气郁结，情志失畅有关。据研究和观察，以下为此病的好发因素。

1. 内分泌因素

月经初潮年龄有影响，初潮年龄愈早，危险性愈高。早于13岁者发病危险性大于17岁才来月经者2.2倍。停经年龄的影响：绝经年龄愈迟，危险性愈大，绝经年龄大于55岁者，比小于45岁者的危险性增加1倍。

2. 生育因素

未生育或独身妇女患乳腺癌的发病率有较明显增高。生育年龄的影响：第一次生育的年龄愈晚，危险性愈大；30多岁以后才生育者，发病率明显增高。

3. 哺乳因素

长期哺乳可使患乳腺癌的风险下降。分娩后从不哺乳给婴儿者，其发病率明显高于哺乳的妇女。

4. 长期使用激素

美国医学权威机构经过几百万妇女的研究结果，显示长期使用雌激素（女性荷尔蒙）明显增高乳腺癌等癌症的发病率。如因月经失调、月经不规则或月经期较长而使用西药雌激素调经，或因美容等原因想服用雌激素者，应明白此举得不偿失。

5. 精神状态的影响

长期精神紧张，情绪不稳定，其乳腺癌的发生率明显增高。

6. 乳腺疾病的影响

多数乳腺纤维瘤均为良性。如无意中发现乳房有肿块，不一定是乳腺癌，对于良性肿瘤或纤维囊肿、乳腺增生等要积极治疗，以防癌变。

7. 家族史

家族中有患乳腺癌者，发病率明显较高。我诊治过一位乳腺癌患者，她的外祖母、舅父及姐姐均为乳腺癌患者。

8. 环境污染

环境中经常有物理或化学性致癌物，经常接受放射线照射，X线检查，常接触某些杀虫剂、农药等，增加患癌危险性。

9. 其他

喜欢高脂肪食物，长期大量摄取高热量的人，肥胖者，以及更年期后明显发胖者更应该多加注意，尽量少吃多油脂的食品。

（二）乳腺癌的可能征兆

出现以下征兆，要注意及时检查。

1. 乳房肿块

无意中发现乳房有肿块。多数是没有疼痛的肿块，肿块多为单个，初起如绿豆或黄豆般大，以后逐渐增大。多发生在乳房上半部，以外上方为多。

2. 疼痛

大多数乳腺癌患者无疼痛，但也有少数患者早期就有疼痛，可能为隐痛、钝痛或偶然的疼痛、刺痛。部分晚期患者有严重的疼痛。

3. 皮肤改变

肿瘤如侵入皮肤及皮下组织并与之粘连、挛缩，导致肿瘤表面皮肤凹陷而形成"酒窝"征，或橘子皮一样的变化，甚至有红肿或溃烂。

4. 乳头和乳房的改变

如出现乳头扁平、凹陷、回缩，乳房向上抬高，或形状改变，乳头瘙痒、溃破等，均要尽快检查。

5. 乳头溢液

乳头溢液可能是水性、乳汁样或血性的分泌物，其中约50%是乳腺癌。

6. 淋巴结肿大

如在腋下、锁骨上摸到单个或多个肿大的淋巴结，数目逐渐

治癌实录 中西医结合·名家手记

增多并融合，固定可能是转移的表现。

7. 全身症状

随疾病发展，可出现全身症状如消瘦、疲劳、贫血等，如转移至肺、肝、脑等器官，可能出现咳嗽、气促、头痛及胁痛等多种症状。

（三）乳腺癌患者的检查

1. 体查

取坐位或仰卧位，按序触摸双侧乳房、腋下和锁骨上淋巴结做自我检查。具体方法如下。

（1）外形观察

面对镜子，双手上举，或双手置于头部后。观察两侧乳房是否对称，有否大小、颜色变化，有否形状的改变，乳头有否凹陷或不正常的分泌物，局部皮肤有否凹陷或汗孔清晰（酒窝征或橘皮状）均为异常。

（2）触摸检查

将右手指放平，检查左侧乳房。以乳头为中心，慢慢由内向外，顺时针方向旋转，触摸有无硬结或疼痛等。从乳头部位一直触摸到整个乳房、乳房上方及锁骨下方；然后换左手以同样方法检查右侧乳房。注重用力轻匀，不要抓捏乳房，以免将正常乳腺组织当作肿

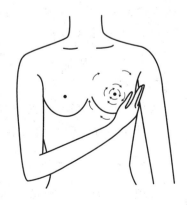

瘤。如有肿块，要注意边界，看能否活动及其质地。另外，用手指轻轻提起乳头，观察周围有无异常，轻轻挤压看看有否异常分泌物。如乳头内陷，要注意能否用手拉出。最后触摸锁骨上方及腋窝下及深部区域，注意有否肿大的淋巴结或疼痛。如发现异常，应立即就医。

2. 病理检查

根据具体情况，可做针吸活检或切取局部有病变的部位做活体组织检查，确定病理诊断，决定手术范围。

常用的激素受体测定有雌激素受体（ER）、孕激素受体（PR）检查。当某种激素的靶组织发生癌变时，不同程度地表现为体内激素代谢的变化，利用这个原理，检测体内雌激素受体、孕激素受体等改变，作为一种检查手段及治疗的参考指标。

3. 影像学检查

能够发现手摸不到的微小肿瘤，并用来查出肿瘤的大小及辨别良性或是恶性，准确率较高。常用的有乳腺X线平片或钼靶X线软组织摄影、乳腺导管造影等。

（1）超声波检查

超声波对肿瘤的大小、位置、形状判断较准确，并可鉴别肿块是囊性还是实质性。

（2）CT、MRI检查

能清楚显示乳腺病变组织并可做动态观察。

4. 从中医角度检查

患者早期肝气郁结之象显而易见。随病情进一步发展，渐见气郁化火，热毒蕴结。以后出现邪毒仍盛，正气已虚的表现，可见形体消瘦、心悸气短、面色晦暗、腰膝酸软等，应根据不同的阶段及分期采用疏肝解郁、泄热排毒，扶正祛邪等方法。

（四）乳腺癌的治疗

1. 西医治疗

手术切除是西医治疗乳腺癌的主要方法，同时辅以化学治疗、放射治疗。也会采用内分泌治疗，通过清除、抑制雌激素的作用，来阻止癌细胞的生长。还有免疫治疗，靶向治疗等。

2. 中医治疗

中医辨证论治，乳腺癌大体可分为以下几个辨证类型。

（1）肝气郁结

肿块胀痛，情绪抑郁，胸闷不舒，胸胁胀痛，苔薄白，脉弦细。治以疏肝解郁，理气散结。方用**柴胡疏肝散**等加减，或用**柴胡**、**香附**、**白芍**、**郁金**、**瓜蒌**、**青皮**、**橘叶**、**漏芦**、**香橼**等加减。

（2）痰瘀互结

肿块质硬，胸胁刺痛，咽中有痰，痛经或闭经，或月经色暗有块，肢体酸沉，口唇爪甲紫暗，舌暗有瘀斑，苔白或腻，脉弦或细涩。治以化痰活血，软坚散结。方用**血府逐瘀汤**等加减，或用**柴胡**、**赤芍**、**王不留行**、**当归**、**桃仁**、**瓜蒌**、**青皮**、**浮海石**、**半夏**、**海藻**、**浙贝母**等加减。

（3）肝肾阴虚

形体消瘦、心悸气短、倦怠乏力、面色晦暗、腰膝酸软、口渴盗汗。治以滋补肝肾、益气消瘤。方用**益气养阴汤**等加减，或用**生地黄**、**枸杞子**、**山茱萸**、**泽泻**、**石见穿**、**蒲公英**、**龟甲**、**当归**、**莪术**、**山药**等加减。

❀ 六 ❀
癌症的早治和晚治

各种疾病及癌症的防治，都应该注意早预防、早检查、早治疗。就如古人所讲的"上工治未病"。上工是指高明的医生，所谓治未病，是指虽然病症尚未表现出来，医生就能够觉察到并施以治疗，或当病初起，正气未衰，邪气未盛，此时便应尽早治病，可以收到良好的效果。"上工治未病"体现了预防为主，防患于未然的思想。

癌症是威胁人们健康的严重疾病之一，其发病的初期，往往无明显的自觉症状。待病情严重了，才去看医生，发现时已是癌症中晚期，因而错过了许多宝贵的治疗时机，也增加了治疗的难度。

我们应该注意自己身体有任何不适，以便尽早发现疾病，尽早采取有效的方法做治疗；但是事情总有不尽如人意之处，许多患者，还是很晚才发现问题，或很晚才采取有效的治疗。

但是晚治的癌症，并不是不能治。来我诊所就诊的癌症患者之中，有很多就是来得非常迟的。他们往往已经历手术、化疗、标靶，放疗仍未能控制癌症肆虐，或是癌症已经复发、扩散至医院宣称已无法治疗的阶段。有些则已经身体非常虚弱，甚或生命垂危。对于这些患者，我常常叹息：为什么要这么晚才来医治？**如果早些来，就可以及早控制病情。**不过，对于这些患者，我并非无法帮忙，更不会轻言放弃。事实证明，许多人抱着一丝希望而来，随着病情的好转而愈来愈有信心，更有许多晚期癌症患者已经康复。但早治总比晚治容易处理得多。

人体的阴阳、气血要经常调理，以期达到平衡，才能预防疾病、预防癌症。如发现身体有何不适，及早服用几剂合适的中药，调理气血阴阳，是防病的好方法。甚至在有些疾病已经发展得相当严重的时候，中药也能够显示出明确的治疗效果。

有些癌症病人或医生，担心在西医治疗的同时又服用中药，会产生冲突或影响西医治疗。其实这种顾虑是大可不必的。有经验的医师，不论西医或中医，都会从患者、药物、疗效几个方面同时考虑，选用最合适的方法增加治疗效果，使患者更快康复。癌症是当今单纯用现代医学的方法尚不能完全治愈的疾病，故此更有必要选择中医及更多方法帮助患者康复。

不容忽视的症状

从中西医结合的角度来看，以下一些症状不容忽视，而应及早检查、及早预防。

1. 要注意身体阴阳、气血、表里、寒热的相对平衡

如常感发冷或发热、出汗、口唇发绀、气短、易怒、焦虑、眩晕、虚弱、恶心、胃口差、消化不良、尿频、大便不畅或便秘、腹泻、口干舌燥等，都是因气血、阴阳、寒热、虚实的不均衡，要及时调整身体状态。这是防病、防癌的关键。许多研究表明，有些癌细胞在人体内可潜伏数年或很多年后才发

病，故不可掉以轻心，要及时调整身体，使之经常处于动态的平衡，才是防癌治癌的好方法。

2. 注意各种疼痛

如经常头痛，要注意防治脑部肿瘤；经常胃痛、胁痛等，要注意防治胃、肝等部位的肿瘤。

3. 注意各种肿块

包括任何部位可摸到的肿块。如颈部肿块，要注意甲状腺；颈部淋巴结、锁骨上淋巴结肿大，要注意鼻咽癌、肺癌、胃癌、食管癌或淋巴转移。注意乳房肿块的有无，乳房大小，乳头有否偏斜、溢液，内隐。腋下肿块，腹部或胁肋下肿块要注意胃和肝的问题，还要注意睾丸、腹股沟处有无肿块。

4. 注意黑痣

如突然变大，要提防恶化。

5. 注意经常出血

如常有鼻涕带血、痰中带血、尿中带血、大便带血、阴道不正常出血，要及时检查，防止有关部位可能出现的恶性病变。

6. 注意慢性炎症

长期的慢性炎症，有可能进一步恶化。如慢性鼻窦炎、慢性咽喉炎、慢性口腔炎，要定期查治；慢性胃炎、慢性肝炎、肝硬化、肝大、脾大、肝囊肿、肾囊肿等要定期查治；慢性盆腔炎，慢性宫颈炎，要及时治疗；慢性皮肤溃疡，久治不愈，要防恶变。

7. 注意家族史

家族中有患癌症者，有亲缘关系的更要定期检查，早防早治。

8. 高发地区的普查

某些癌症在某些地区有发病率高的现象，例如河南一些地区的食管癌高发，广西、广东地区的鼻咽癌高发等。生活于该地区者，也应提高警惕，定期普查，早防早治。

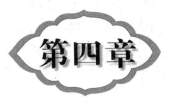

第四章

中西医结合治癌实录

患癌症的人愈来愈多，癌症发病率在全世界逐渐增加，在亚洲地区例如香港也逐渐增多，这是一个大家都看得见的事实。许多熟悉的亲戚、同事，身体一直是不错的，却突然得知患了癌症。有些朋友一段时间没见面，却惊悉他已属癌症晚期，生命垂危。尽管大家尽可能地讲究卫生，吃东西特别小心，注意营养搭配，注意寒暑冷暖的调节等，却一点也阻止不了癌症的发生，癌症仍然是当前现代医学研究中的一大课题，许多疑难问题尚未被解决。生命修复治疗，从理论到临床，已经突破了这些棘手的"瓶颈"。

得了癌症是不是就没有任何办法救治呢？事实证明癌症是可以医治的，我们的身边，就有许多抗癌的英雄。在这里介绍一些我在香港医治的癌症患者个案（除了真实的姓名被隐去外，患者的年龄、性别、病史、诊断、治疗过程，以及现状等，都是真实的）。感谢他们愿意将自己与癌症抗争的故事以及病历公开与大家分享，有些朋友还展示照片，以便使更多的病友们有足够的信心去战胜病魔。

总结种种经验，除医生应做的事情外，患者本人的信心和观念、心态等都是很重要的。希望患者朋友，能够纠正恐惧癌症的心理，勇敢面对，战胜癌症。

[编者按：以下的"个案故事"是根据吴教授及患者提供资料以故事形式改写]

❀ 病案 1 ❀
青年人晚期肺癌

┤ 青年吸烟者肺癌—发便晚期 ├—

陈先生才三十出头，一向身体状况良好，从未经历过大病的折磨。2006年年初，他开始有点咳嗽，起初以为是感冒，没有放在心上。咳嗽一直没停止，虽不是很严重，但整日总有几次咳嗽，有痰但也不多。由于没有发热，对日常生活也无大碍，所以他仍然不在意。

直至这样的咳嗽持续半年以后，情况开始恶化。陈先生有时要赶时间走得快一点，又或者走上斜坡路时，都会感到气促。一心以为大概是气管炎，可能要看看医生了。但又自觉没有空闲这样做。

如此又拖了一个多月，气促加重了，连平时行走平坦道路也会上气不接下气，更经常胸部作痛，在他母亲的关心和催促下，他才肯去医院做个敷衍式的检查。那时已是2006年9月21日。

岂料检查结果令他本人及医生都大吃一惊！

从X线照片上看到，陈先生的双肺遍布大大小小的肿瘤结

治癌实录 中西医结合·名家手记

节，密密麻麻，没有一处是正常的肺组织！

他得了肺癌，而且医生告诉他，已是第四期，也就是最晚期的癌症，已经失去治疗的机会！

那一刻，陈先生的人生就像X线片一样，以负面显示。似乎世间的一切都反过去了！正在面对光明人生的他，突然要面对死亡的威胁。

"为什么有人吸烟吸了几十年甚至一辈子都没有肺癌，而我只吸烟四五年，就患上晚期肺癌？"陈先生心头泛起一个不服气的念头。但现实摆在眼前，不能逃避。

年轻力壮的他竟要考虑怎样安排身后之事，真使人难以接受！

确诊后，他过了天昏地暗的三天三夜。然后在第四天，他的热心朋友把他从黑暗的深渊中扶起来，陪着他走进香港大学的中医诊所找吴教授。

时至今日，中医药疗程仍在继续进行，但陈先生已完全没有咳嗽、胸痛、气促等不适，检查结果亦显示胸部正常。这一仗虽然打赢了，但仍不容大意。陈先生为了自己、为了家人，仍然很乐意定期到吴教授处复诊。

应 诊 记 录

2006年9月25日

初诊　陈先生，31岁，肺癌双肺转移，第四期。

患者面色苍白，颜面微肿，神疲乏力，胸闷气急，胸痛咳嗽，口干少痰，呼吸急促。X线片显示两肺满布大小不一、蚕豆、黄豆大小的肿瘤，病已至晚期。追问病史，得知他曾吸烟4～5年，后又戒烟数年。舌质淡红，脉细数。证属气阴两虚，邪毒内蕴。治以补气养阴，散结排毒。

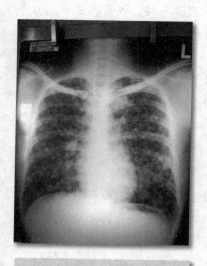

治疗前，两肺满布大小不等的癌肿结节

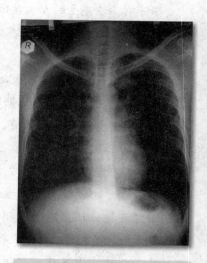

治疗后，大量肺部肿瘤已消失

处 方

黄芪、太子参、石斛、桔梗、百合、杏仁、白及、生牡蛎、山慈菇、百部、北沙参、款冬花。

中药提取**抗癌粉**：每日2次，每日2克。
并以软坚散结，拔毒外出之中药制成**拔毒散**膏药，外敷胸背部。

2006年10月9日

胸痛减轻，咳嗽明显减少，痰较前多。继续益气养阴，并化痰散结，解毒抗癌。

处 方

天花粉、桔梗、前胡、薏苡仁、生牡蛎、百合、浮海石、百部、瓜蒌皮、麦冬、浙贝母、苦参、山慈菇。

抗癌粉及外敷**拔毒散**继续使用。

2007年1月22日

治疗数个月后，患者的胸闷、气促、咳嗽等症状都明显好转了。经过X线检查，底片上已看不到原本满布两肺的肿瘤结节。右肺清晰毫无异常发现，而左肺只见到一个约1cm的模糊阴影。

继续服用益气、养阴、软坚、散结、解毒之中药及中药粉，并外用中药。

2007年3月5日

经治疗后陈先生未觉不适，症状消失，恢复工作。经电话追问，他说一切都很好，我劝他不要过早停药，以防复发。他讲因为上班忙碌，不方便煎煮汤药，故改为中药散剂继续治疗。治以益气养阴，解毒散结。

处　方

散结粉： 每日2次，每次2克。
消瘤粉： 每日2次，每次2克。

2008年9月6日

患者定期复查，情况良好，没有不适，没有发现复发和转移。选用化瘀、解毒、扶正祛邪中药制取散剂，继续调理身体。

2009年2月1日

有其同事来诊时顺便问起陈先生的情况，说他去外地工作，生活正常，工作忙碌。

肺癌是常见的恶性肿瘤之一，发病率很高，危害性很大。肺癌的病因有多种，但此例明显与吸烟有关，患者曾吸烟4～5年，其后虽已戒烟数年，仍未能阻止肺癌的发生。患者一经发现肺癌，即属晚期。症状严重，病情险恶，而且肺癌的年轻患者，更有发病急促、发展迅猛的特点，但用合适的中药治疗后，病情很快好转，肿瘤消退。肺癌患者阴虚肺热者多见，治疗亦常使用滋阴润肺中药，如**百合、北沙参、麦冬**等，但根据病情变化，处方亦需要改变。本例转为痰液增多，故加用**浮海石、桔梗、贝母**等化痰散结而取效。由于双肺病变非常严重，在内服药的同时，加用**外敷中药**，内外合治，收效更好。

❀ 病案 2 ❀
高龄长者晚期肺癌

┤ 长者患晚期肺癌也可治疗 ├

常说医生可以"妙手回春"。但不少癌症患者在发现癌病时，已是末期病况，大多为时已晚。那么，医疗带来的春天会否来得太迟呢？患了末期癌症的患者是否注定就此了结余生呢？这也未必。下面这一件真人真事，就显示出晚期肺癌一样可以医治。

83岁的许老伯咳了几个月，除了咳嗽痰多之外，又经常觉得疲倦无神。家人要陪他去看医生，他总推却说没什么大毛病，人老了就是这样子云云。直到病情日趋严重，胸痛难耐，呼吸困难，夜间疼痛不能卧床及睡眠，才愿意让儿子带他去看医生。岂料检验结果犹如晴天霹雳。

肺癌！而且已经发生转移。

据西医诊断，左肺肿瘤直径已有6cm大小，并且在右肺发现有转移病灶。因为肿瘤大，而且两肺都有肿瘤压迫，引起胸痛、呼吸困难、咳嗽。

医生说，可以尝试选择化疗或动手术切除肺部肿瘤，但预后并不乐观，成功的话亦大概只能延长数个月生命，甚至更短。

一位八十多岁，体弱病重的人，又怎样承受得起化疗或手术的冲击？加上知道预后并不乐观，许老伯坚持不做化疗不做手术，儿子跟其他家人也不忍勉强。经过大家商量之后，决定死马当活马医，用中医药治疗试试看。当时两父子心里对中医药实在既存有厚望又抱着怀疑。

服过吴教授的药，老伯伯还接受了针灸治疗。他生平最怕打针，看着闪亮亮的银针心中有点发毛。所以吴教授先告诉他会有酸麻的针感，但不会太痛，入针时或者有点蚁咬的感觉。许老先生第一次受针的经验并不难受，反而有种舒畅的感觉，因为施针后感觉呼吸更畅顺了。

两个月后，许老伯病情明显好转，身体的不适逐渐消失。

经检查证实，肿瘤已明显缩小。随后的日子，许老伯继续每星期复诊，听取吴教授每次诊断后的指导，吃药、晨运、食疗。

一年后，许老伯睡得香，精神饱满。复诊时，医生问及状况，他总回答说没有什么地方疼痛，曾令他困扰的胸痛都忘得一干二净了。

应诊记录

2006年8月2日

初诊　许先生，83岁，肺癌双肺转移，咳嗽4~5个月，加重1个多月。

症见面色暗灰，气短不续，呼吸困难，憋气胸痛，痰多带血。胸痛非常严重，额头冷汗，因咳嗽剧烈及胸痛严重，夜间不能卧床睡觉，只能背靠沙发坐着。不思饮食，每日仅进食少许粥。

舌暗紫，脉象细弱。证属气虚邪实。治以益气攻邪。

处 方

黄芪、党参、瓜蒌皮、桑白皮、半夏、杏仁、百部、蜂房、山慈菇、桃仁、莪术、太子参、胆南星、田三七。

纯中药提取之化生散：每日2次，每次2克。

散结粉：每日2次，每次2克。

2006年8月9日

服药一周后，咳嗽、气短诸症均有改善，仍有较重的胸痛，痰夹血丝，苔薄白，舌质暗，脉细。

处 方

太子参、瓜蒌皮、桑白皮、半夏、桔梗、百部、蜂房、制乳香、制没药、天南星、鱼腥草、仙鹤草、藕节、鳖甲。

化生散、散结粉继续服用同前。

加针灸，以配合中药止痛，止血，消瘤散结。

2006年8月23日

患者服中药治疗3周后，症状明显改善，夜间可平卧睡觉。

2006年8月30日

CT SCAN报告证实，患者左肺有很大的肿瘤，并有胸腔积液。

2006年9月8日

病理检查报告证实，患者为非小细胞癌。

2007年2月2日

继续服药半年，患者精神好，饮食起居正常，无明显不适症状。经检查，肿瘤明显缩小。药物加减有**夏枯草**、**鱼腥草**、**白及**、**白花蛇舌草**、**天花粉**、**百合**、**芦根**等。

2007年8月3日

患者用中医药治疗1年，精神状态良好，饮食起居正常。没有发生胸痛、气促等症状。

2008年2月4日

患者精神良好，没有咳嗽、气喘等不适。饮食、生活起居均正常。

2009年2月22日

家人讲患者生活正常，已去美国女儿家居住。

处方中的**鱼腥草**、**白花蛇舌草**清热解毒，是治疗肺癌的常用药；**太子参**补气；**杏仁**、**桔梗**、**半夏**、**山慈菇**、**百部**等散结化痰；**蜂房**、**制乳香**、**制没药**攻毒，活血祛瘀。肺癌患者病久阴虚者常见，亦常加**天花粉**、**百合**、**芦根**等润肺生津。

化生散益气扶正，提高免疫功能。**散结粉**攻邪消瘤，二者配合，扶正祛邪，加强疗效。

患者发病后症状重，病情急，家人考虑到患者年迈体弱，故没有选择化疗而选用中医药，经治疗半年后，肿瘤已明显缩小。痛苦的症状也已消失。虽然治疗的时间较短，但是严重的症状消失，患者的生活正常、愉快，可以证明生命修复治疗的疗效确实。

类似的晚期癌症案例，不止许先生一人，病者经过中医的治疗后都有明显的好转。说明即使是年老的晚期患者，也并不是不能治疗。而且在常规的手术、化疗、放疗的方法不能使用时，也有机会选择其他的治疗方法。亦有不少个案证实，患者被断定只有数周或数月生命的，结果比预计的存活期延长很多。

因此，即使患了末期癌症，也不应悲观失望，要具有战胜疾病的信心，这是非常重要的"心法"。许多患者在手术、化疗或放射治疗都失效的情况下，毅然选用中医药或中西结合治疗，从而减少了痛苦，提高了生活质量，延长了生命，其中更有许多患者能够稳定病况，恢复正常生活。

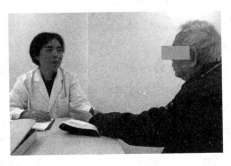

2008年2月23日许先生来复诊，他说精神很好，没有不舒服的症状

转移性脊椎恶性肿瘤致瘫痪

┤ 恶癌致瘫老太婆活力重现 ├

2006年一个清晨，76岁的李婆婆被腿部的疼痛唤醒了。她想转换个姿势意图改善腿部痛感，却发觉双腿不听使唤动弹不得，就好像没有下肢一样。她以为还在睡梦中，但双眼明明是睁得大大的。

她急忙望向双腿，明明双腿还在！但为什么动不了？她试着用手搬动腿部，得来的效果是一阵剧痛。

"难道我瘫痪了？"一个疑问在她心中飘过，引起数个月前的回忆。当时她的肋骨偶然碰伤了，不久腰痛出现了。她认为只是外伤引致的疼痛，除了抹揉一点药油在疼痛处外，没有特别在意处理。估不到竟然弄到这般田地。

"我瘫了！……我瘫了！……"声音在心中渐响，到了最后不由得从嘴里喊出来，由于清晨时分没有人听到，禁不住越叫越响："我瘫了！……我瘫了！……我瘫痪了！……"

母亲的叫声唤醒睡眼蒙眬的女儿。她慌忙走近母亲床边。

"妈，您怎么啦？"

"我瘫了……"

"别傻气！您还没睡醒吧？"女儿试着移动母亲的腿，岂料刚一抬起她左腿，母亲也痛得惨叫。

"不要动！……很痛……"

女儿看到母亲苦况，泪满盈眶痛在心里，但嘴里还不忘安慰："妈，没有瘫。您的腿部神经知觉很好，没有瘫。……您先躺着别动。我为您叫救护车。"

女儿立刻急召救护车，同时打电话向各兄弟姊妹通知有关情况，自己也向公司请假陪伴母亲上救护车到医院。

经过医生诊断加上电脑磁共振扫描等检查，得出了一个令全家震惊的结果：**癌症晚期！**

她的胸椎和腰椎的骨质都受到破坏，有多个肿瘤压迫脊髓，造成下肢不能运动。扫描检查报告上指出，脊椎处为转移而来的恶性肿瘤或是多发性骨髓瘤（也是恶性肿瘤）。

情况危殆，老人家身体弱不容易接受化疗，手术切除更因多处病灶而无法在脊椎进行。也许放射治疗还可以考虑，但需要排期。当时最重要的是为老人家解除下肢瘫痪和痛楚。

李婆婆坐在轮椅上由几个子女护送之下，来到吴教授的诊所内，那种情况令见者心酸。

诊所各轮候病人都不约而同心生同情，愿意让这位面色黧黑、消瘦、精神疲惫、全身疼痛、不时呻吟的可怜人越队先诊。

教授告诉她们曾诊治过不少同类病例，先让李婆婆及她的儿女们放心。

经过数个月，李婆婆竟然从瘫痪的苦况中重生，行动自如。

应诊记录

2007年1月2日

MRI报告显示，患者第9、10胸椎和第4腰椎有肿瘤侵犯性病变，并压迫脊髓。脊椎癌性病灶可能为转移癌或多发性骨髓瘤。

2007年1月6日

初诊 李婆婆，76岁，转移性脊椎肿瘤压迫导致瘫痪。

患者不能行动，由子女抬入诊所。一周前因晨起时不能活动，方知已瘫痪，急送医院，经做磁共振等检查，得知胸椎、腰椎多发性的椎体受损，报告为转移而来的肿瘤或是多发性骨髓瘤，这两种情况下，肿瘤都会压迫脊髓而造成瘫痪。

症见患者消瘦无力，面色萎黄，全身疼痛，表情痛苦，双腿水肿，不能活动，肢体冰冷，不思饮食，大便秘结，舌质淡，脉细弱。证属气血两亏，瘀毒结聚。治以补气养血，解毒化瘀。

处 方

黄芪、党参、当归、茯苓、大黄、山楂、半夏、丹参、鸡血藤、自然铜、制川乌、川续断。

纯中药提取的**散结粉**：每日2次，每次2克。

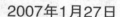

2007年1月27日

患者疼痛减轻，精神好转，四肢转暖，双腿活动明显好转，继以补气养血，解毒化瘀之法，经作MRI/CT SCAN进一步检查，确定原发病灶在肺，用**蜈蚣**、**薏苡仁**、**赤芍**等加减。并施加**针灸**，以疏通经络，活血止痛。

2007年2月10日

患者双腿可以活动，可双手扶持辅助行走架进入诊室。进

治癌实录 中西医结合·名家手记

食不佳，双下肢仍肿。

处 方

党参、当归、山楂、砂仁、桑白皮、冬瓜皮、薏苡仁、藤梨根、蜈蚣、川续断、半夏。

散结粉继续服用。

2007年4月7日

行路好转，可不扶持自行走入诊室，但行动不稳，左右摇晃，恐其绊倒，家人总在旁边注意帮助。继续处方中药及针灸，选用关元、气海、八髎等穴。

2007年5月5日

患者行动如常，自诉有时小腿及足趾有抽筋的感觉。继续服中药活血养血，舒筋活络。

2007年6月23日

行动、饮食、精神均正常。患者询问可否出门远行，她希望与女儿一同去新加坡探亲及游玩。我回答可以去，只是中药不能停服，故将中药提取制成药粉携带，每日4次，每次2克。

2007年7月7日

患者自新加坡游玩两周后返回香港，诉说外出游玩时，走了很多路，也没有不适感觉。而检查报告显示脊髓压迫已解除。

2007年9月3日

CT SCAN 报告与上次检查比较，患者脊椎第9、10胸椎处转移灶硬化，吸收，无硬膜外软组织压迫，无新的骨转移。

2007年9月15日

继续中药治疗后，再经磁共振检查，肺部肿瘤明显缩小，稳定。脊椎的几个肿瘤均消失，原有病灶硬化，钙化性改变，这是很理想的治疗效果。没有见到脊髓压迫的表现，患者恢复正常生活。

2008年1月12日

精神状态好，饮食正常，行动正常，继续服中药调理。

2009年3月28日

患者断续服用中药一段时间，调理身体。今接患者女儿电话，诉说患者年事已高，很固执，无不适，不愿意再吃苦药，故已停服中药。生活正常。

••

李婆婆接受中医药治疗的时间不长，仅几个月的时间，由肿瘤压迫脊髓而造成的下肢瘫痪已解除，这说明治疗效果是明显的，也说明尽管恶性肿瘤是非常严重的疾病，如能有效地治疗，转移的恶性肿瘤也可以转变为可逆性的。恶性生长停止、消失，转为硬化、钙化吸收，不再构成危害。李婆婆虽然已76岁高龄，仍然能够从瘫痪中恢复过来，活动自如，诚属令人欣慰之事。

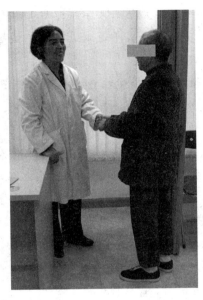

2008年2月16日，李婆婆握着吴教授的手说她现在一切都很好

孕妇乳腺癌淋巴转移

┤ 乳腺癌孕妇喜获麟儿 ├──

　　林小姐1999年在澳大利亚大学毕业后，就在当地工作和结婚。因为工作繁重，结婚多年还未见怀孕，情绪颇有点抑郁。2006年初她终于怀孕了。

　　2006年4月她在医院接受检查，发现右侧乳腺有个快速生长的肿瘤，于是局部切除并进行病理分析检查，最后确诊为乳腺癌。

　　病理检查为浸润性导管癌，癌组织的雌激素受体和孕激素受体均为阳性，并有淋巴转移。悉尼的医生立即与她商讨如何处理。按照常规，先考虑更大面积的手术切除，并需要立即进行化疗、放疗。如果不接受治疗，癌症会很快经由淋巴系统向全身发展，那么她就会有生命危险。但因为她是个孕妇，胎儿已经17周。如果要进行治疗，就一定要先进行流产手术，否则怀孕做化疗、放疗，就要承担严重毒性作用的风险。

　　但林小姐此时已与腹中的小生命朝夕相处了17周，伟大的母性阻止她自己放弃盼望已久的婴儿。她一直盼望有个爱情结晶，如今已30岁才怀孕，正在喜出望外心存感恩，全家高兴地准备迎接新生命来临之际，自己的生命竟然敲响了警钟，还被要求先扼杀了小生命，然后进行犹如行刑的治疗、手术，将自己的生命作为赌注。

　　"太不公平了！"林小姐的眼泪像珍珠一样一粒粒滴下来。难道上天只准一个留在世上吗？到底要大人还是要孩子？

"一个也不能少！"林小姐抱着不肯放弃的态度从悉尼回到香港，寻求除了烧、毒、割三种治疗以外的医疗方法。

2006年5月，她来吴教授的诊所求诊。

经吴教授的治理，林小姐不但日渐康复，并在9月下旬诞下一个健康的宝宝。

2007年10月，林小姐同丈夫抱了他们的宝贝儿子来探望吴教授。小男孩活泼可爱，健康好动，不爱哭，一家三口还跟教授合照留念。

以下是吴教授的详细应诊记录。

应 诊 记 录

2006年4月19日

澳洲医生写信证实，林小姐怀孕17周，并患乳腺癌，淋巴转移，要尽快做化疗及放射治疗。

2006年5月6日

初诊　林小姐，30岁，乳腺癌淋巴转移，妊娠19周。

症见面色苍白，神情苦闷悲伤，头晕，咽喉痒痛不适，痰多，胸部及腋下胀痛，连及两胁，腹部时有抽紧不适感，脉细数，舌苔淡红，怀孕为第19周。证属痰气交阻，邪毒内蕴，胎亦不安。治以豁痰疏肝，祛邪治癌，理气安胎。

处方

生薏苡仁、浮海石、蒲公英、乌梅、鸡内金、生牡蛎、竹茹、连翘、香附、瓜蒌、半枝莲、炒杜仲。

水煎服，每日2次。

纯中药提取之**化生散**：每日2次（上午9时，下午3时），每次2克。

胸部及乳腺，腋下疼痛不适处以中药制**攻毒散**药膏外敷，每日换药1次。

2006年7月8日

林小姐服用中药两个月，已是怀孕第28周。面色红润，自觉精神好转，胃口良好，体重增加。经妇产科检查，胎儿发育正常。上方加减继续服用。

2006年8月26日

复诊。自感近日胎动较多，腹部偶有不适感，出汗较多，喉中偶有痰，情绪时有不安，影响睡眠。治疗原则基本同前，疏肝豁痰，祛邪抗癌，养血安胎。

处方

生牡蛎、浮海石、当归、炒杜仲、香附、瓜蒌、绞股蓝、黄芩、预知子、藤梨根、白芍、薏苡仁。

化生散、攻毒散：继续使用。

治癌实录　中西医结合·名家手记

2006年9月30日

2006年9月21日，林小姐妊娠足月，经剖宫产分娩男婴，母子平安。自感双乳房胀满，为将分泌乳汁之兆。进食良好，大小便正常，分娩后恶露排出正常，但情绪波动，起伏不宁。看着身边熟睡的宝贝儿子，联想自己所患的绝症，不时悲伤流泪。

治以化瘀疏肝，养血扶正，祛邪抗癌。

处 方

当归、桃仁、香附、王不留行、漏芦、土鳖虫、红花、预知子、藤梨根、郁金。

化生散继续服用同前，**攻毒散**外用同前。

2006年10月7日

复诊。母婴均好，乳汁分泌量中等，考虑到乳腺本身的病变，没有采取药物回乳，断奶。嘱每日按时用吸奶器将乳汁吸出，不使其潴留于乳房中。恶露尚未清，情绪好转，胃口好，大小便正常。

处 方

生薏苡仁、当归、桃仁、丝瓜络、白花蛇舌草、预知子、半枝莲、王不留行、土鳖虫、漏芦、蜂房、山慈菇。

消瘤粉：每日2次，每次2克。

2006年10月21日

复诊。乳汁分泌逐渐减少至没有,恶露已清,胃口甚佳,出汗较多。

处方加用**桑叶、浮小麦、百合**等。乳房局部仍调制中药外敷,每日换药一次。化生散、消瘤粉继续服用。

2006年11月7日(分娩后2个月)

PET-CT SCAN报告证实,患者拒绝化疗。左乳腺和腋下无肿瘤复发,右侧乳腺,腋下,淋巴及头、颈、胸、腹、骨盆、骨骼等部位均没有肿瘤转移和复发。

2006年11月11日

林小姐带来经PET-CT SCAN全身检查的记录,资料显示身体健康,未见有肿瘤复发或转移。

2007年10月

林小姐继续用中医药治疗。儿子已1岁,母子均平安。孩儿生长发育正常,聪明可爱,林小姐未感到有特别的不适,心情也逐渐开朗、愉快,她目前在香港已工作,并仍按时来看病,调理身体。

2008年4月12日

林小姐和儿子都很好,他们全家已从澳洲迁来香港定居。经再次检查，没有肿瘤复发。

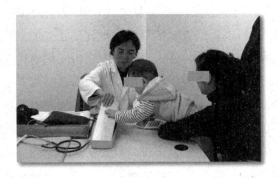

2008年1月26日，林小姐同小宝宝一起来拜访吴教授

2009年5月2日

患者一直坚持中医药治疗，生活和工作都很正常。

2016年12月

电话随访，生活正常，精神愉快，儿子已十岁了，一家三口其乐融融。

●●

乳腺癌的发生与情绪抑郁，精神压力有关系，林小姐在发病之前，以及患病之后的较长时间内，一直长年心情不佳、不愉快。肝主疏泄，调畅气机，如情志内伤，则肝失疏泄，气机郁滞，血行不畅而致血瘀。气机郁滞又致升降失常，津液不得疏布而聚湿生痰。思则气结，忧思伤脾，影响肝、胃二经，而乳腺则为肝、胃经脉所过及所属。痰、气、瘀血阻滞日久，聚结生毒而发为乳腺癌。所以在治疗中，疏肝、豁痰、理气是很重要的，一直贯彻始终。

　　由于患者盼子心切，不愿意做流产而要全力保住胎儿，又要治疗肿瘤。所以根据患者的具体病情，扶正安胎，祛毒抗癌。选用药物，要安全有效，确保母子平安。由于癌毒内在，妊娠中亦曾出现胎动不安的表现，及时加用养血安胎祛毒等药而渡过难关。待分娩以后，正常的生理性的乳汁分泌则是对她的又一严重威胁。因乳腺本身有恶性毒瘤，再加上乳汁的分泌、光潴留，产后乳腺局部生理功能旺盛，全身内分泌功能亦增强，大有导致肿瘤迅速发展的可能性。在这种情况下，一是及时吸出乳汁，减少乳汁潴留的时间，同时加强疏经通络，解毒抗癌的中药，使患者再次渡过难关。**由于妊娠和分娩的特殊情况，在全部的治疗过程中，并未使用过化疗、靶向治疗或放疗。**

❀ 病案 5 ❀
肺癌淋巴及骨骼转移

┤ 坚强意志　持续调理　克服癌魔 ├─

　　2005年春天，张太太因为背部疼痛久医未愈，于是到医院以电脑扫描（PET–CT SCANNING）检查。

　　医院的检查报告内，发现骶骨部位有癌症病灶。更令人难以接受的是，这个癌灶并不是癌的原发部位，而是转移灶。必须要进一步做检查。

　　经过进一步的全身检查追踪，院方终于发现她患了肺癌，而且癌细胞已透过淋巴、血液转移，所以淋巴系统及骨骼都产生了病变——这是第四期，亦即末期癌病的情况！

张太太发挥了坚强的意志,毅然面对这场生命之战的硬仗。她在吴教授的精心诊治下,认真服药,效果明显。

张太太傲然地战胜了癌魔!

虽然以后的检查结果已完全正常,但在随后的日子,张太太仍然每隔2~3周就会去复诊一次,直至本书完稿之时,仍然保持这个例行复诊的习惯。因为抗癌是一个艰巨而长期的任务,尤其像张太太这样晚期有转移的患者,更不容大意。

从这个病例可以看到一个道理:即使是转移病灶,而且治疗时间仍不是很长,但是可以完全治好。可见得癌症的转移灶并非肯定是不可逆转的死路一条。中医药治疗癌症的效果,在这些检测指标及磁共振扫描(SCAN)等的数据证明下,获得了肯定的答案。

应诊记录

2005年2月22日

患者PET-CT SCAN检查报告,右肺上叶肿瘤,并转移至纵隔、骶骨。

2005年3月12日

肿瘤标志物。CA15-3、CA19-9、CEA检查,结果均明显增高。

2005年3月21日

初诊 张太太,54岁,肺癌淋巴及骨骼转移。

患者自诉发冷、发热，气促咳嗽、少痰，胃口很差，口干舌燥，腰背部疼痛。观之舌质暗淡、舌尖红，其脉沉细无力。

证属气阴两虚、癌毒内盛。治以益气养阴，解毒攻癌。

2005年5月30日

患者治疗数月后，咳嗽减少，精神好转。肿瘤标志物癌抗原CA15-3由2005年3月10日的80降至29（而正常值应少于28的，所以指数已接近正常值），癌抗原CA19-9由2005年3月的313.1降至25.6（正常值应少于37，故此指数已经回复正常范围之内）、CEA癌胚抗原由2005年3月的131.50降至33.66（正常值应少于5，故可表明指数明显下降）。

时有咳嗽、黄痰，咽部时有疼痛不适，腰背酸痛。治以清热解毒，扶正祛邪。

处　方

川贝母、白及、天花粉、制乳香、板蓝根、石斛、款冬花、桔梗、生龙骨、鱼腥草、麦冬、川续断。

中药**抗癌粉**继续服用。

鱼腥草、**百合**、**麦冬**是常用的治疗肺癌阴虚内热的药物，而自然铜、骨碎补常在治疗骨转移的方中使用。

2005年9月21日

患者肿瘤标志物指数全部降至正常。

	2005年3月	2005年9月	正常值范围
CA15-3	80↑	19	<28
CA19-9	313.1↑	17.4	<37
CEA	118.26↑	4.31	<5

2005年11月22日

医院放射治疗部/电脑磁共振扫描检查报告（MRI/CT/PET SCANNING）显示，患者肺部的原发肿瘤、转移的淋巴结及骶骨部位的转移病灶均全部消失，未发现其他病变。

2006年9月15日

患者无明显不适，但一直坚持服中药，如外出公干、放假、旅游、则携带中药制成的药粉服用。

2008年4月9日

病情稳定，又做PET SCAN全身检查，未见肿瘤复发或转移病灶。

2009年5月

朋友告知，张太太已移居海外工作和生活。

⋯⋯⋯⋯⋯⋯⋯⋯⋯⋯⋯⋯⋯⋯⋯⋯⋯⋯⋯⋯⋯⋯⋯⋯⋯⋯⋯⋯

张太太的治疗经过同样给人以启示、肺癌晚期骨转移较多见，而且一般认为都转移至骨了，没什么希望了，但是只要有信心，治疗方法正确，骨的转移病灶是可以消失的。

❀ 病案 6 ❀
肾癌切除后肺转移

—┤ 癌患复发治后享健康 ├—

陈太于1992年开始，有轻微腹痛，并未十分在意，后来逐渐加上腰痛不适、小便色深，她仍然认为只是劳累所致，只要日后清闲时补上休息便会没事。

又过了几个月，小便颜色越来越深，发展成为血尿，而且血尿的次数越来越多。陈太感到可能问题变大，才去医院检查。结果发现了右肾部位有直径10cm大的肿块，怀疑为恶性肿瘤，需要尽快接受治疗。于是在1993年3月初做了手术切除一侧肾，术后经过病理检查证实是肾癌。

手术出院后陈太似乎恢复得颇好。由于受到大意轻视病情的教训，她开始注意起居饮食，保持劳逸适度。起初几年，复诊检查均未有异常，她也开始放下心头大石了。

于2003年，她有时会感到疲劳、呼吸不畅顺，尤其行上斜坡道路时，呼吸更显得异常急促。这次她不敢大意，立即到医院做X线透视检查，发现肺部有阴影。在医生安排下做了肺组织活检，证实为肾癌肺转移，双肺均有多发性的转移，并且在仅有的一侧肾的肾上腺，也发现有肿瘤。

肾癌是恶性程度很高的肿瘤，虽被切除，但还是发生了转移，则预后情况很差。

陈太又多次去看医生，了解到当时她的病情已属晚期，而且她这种癌对化疗的效果差，对放疗也不敏感。就是说，这种转移性肾癌做化疗，放疗都没有什么帮助。

陈太终于在朋友介绍下去找吴教授。经过咨询后，她决定用中医药治疗。

时至今日，陈太一直坚持到吴教授的诊所就诊。从发现癌症算来，已有17年。她大多数时间服用中药汤剂和散剂，如果出门离开香港，或去旅游时，她会携带配制好的中药制剂或成药。

应诊记录

2004年9月17日

病理活检报告证实，患者为肾癌肺转移。

2004年10月16日

初诊　陈太，58岁，肾癌手术切除后双肺等处多发性转移。

患者疲乏无力，面色㿠白，口干，盗汗，咳嗽气促，脉细数，舌有瘀斑。辨证为瘀血内阻，肝肾不足，气血两虚，癌毒走窜。治疗以滋阴扶正，化瘀散结为主。

处　方

黄芪、太子参、黄精、女贞子、知母、仙鹤草、百部、龙葵、薏苡仁、肉苁蓉、桃仁等加减。

中药提取之抗癌散：每日2次，每次2克。

2005年1月8日

经过多次诊治，陈太精神逐渐好转，咳嗽、气急、出汗等症状均逐渐减轻。有时气短汗出，口干，皮肤瘙痒，面部逐渐出现褐色斑点，脉细涩，舌有瘀斑。治以益气养阴，化瘀散结。

处 方

生牡蛎、北沙参、麦冬、桃仁、百部、墨旱莲、赤芍、石上柏、海藻、田三七、土茯苓。

抗癌散：每日2次，每次2克。
排毒散：每日2次，每次2克。

2006年7月15日

症状逐渐改善，面色红润，目前感觉好，无明显不适，继续益气、养阴、化瘀抗癌。

2007年7月27日

CT SCAN 报告证实，患者的肺转移病灶稳定，无新的转移病灶出现。

2007年7月28日

经多次检查，多发性转移肿瘤结节稳定，数量减少，肾上腺的肿瘤稳定无增大，没有出现新的转移病灶，身体其他部位没有发现异常。

2008年2月16日

患者病情稳定，精神状态良好，生活正常，继续中医药治疗。

2009年5月2日

患者喜爱外出，经常去旅游，精神及生活都正常。

2011年4月

患者到西藏旅游，登上了喜马拉雅山海拔5000米的大本营。这年她已经65岁了。

2016年12月

患者现年70岁了。自患肾癌已过去24年了，自从发展为严重的双肺多发性转移的晚期癌症已经13年了，她的生活完全正常。

∙∙

陈太的病情在发生多发性转移后是非常险恶的，通过调理，恢复阴阳平衡，病情逐渐好转。

带瘤生存是指肿瘤仍然存在于体内，而患者可以生存。陈太的情况属于带瘤生存，并且生活的质量很好。晚期转移的恶性肿瘤一般发展迅速，严重威胁生命。但是，经过合理的治疗，设法使病情逐渐稳定，就可以经过努力，赢得时间来进一步对抗癌症。

经过长期的治疗和调理，患者的抗病能力提高，阴阳气血平衡是能够长期与癌抗争的重要原因之一。

陈太每年都做检查，肺部的转移结节逐渐缩小、稳定，病灶仍然没有完全消失，但她的情况稳定，无任何不适，她的生活很正常，但仍然在积极地治疗中。

治癌实录 中西医结合・名家手记

2011年4月，陈太从香港出发去西藏旅行，以65岁的年纪登上喜马拉雅山海拔5000多米的大本营，身体状况很好。至2016年年底，一直保持联络并长期中药调理，生活正常，健康愉快，自患肾癌至今已24年，双肺多发转移已13年。

将发展迅猛险恶的转移性癌症，转变成为一种病灶稳定的慢性疾病，使患者有足够的时间增强体质，增强免疫功能，逐渐排除癌毒，长期与癌斗争，逐渐战胜癌症。这种治疗的效果，也是医生和患者都希望达到的。

还有一个重点：自患癌至今，在二十几年的长期抗癌路上，并未使用过化疗、放疗、靶向治疗，只是长期用中药治疗。

❀ 病案 7 ❀
肺癌术后复发转移

─┤ 肺癌复发美国医生荐用中药 ├─

1999年韦女士身处美国，因为咳嗽、胸痛而被医生抽取肺组织做病理检查之后，确诊为肺癌。

同年8月，韦女士在美国进行手术，被切除了整个左上肺叶以及左下肺叶的两个肿瘤。这种肺内有多个扩散，转移性癌肿的情况，病情是严重的，而且是属于晚期癌症。即使做了切除手术，复发的可能性仍是非常高的。所以美国的医生每6个月就定期为她做检查，以便能够及时发现新的转移病灶并做出适当处理。

果然不出院方所料，在2002年6月，韦女士在例行磁共振扫描仪CT SCAN检查时，就发现两肺共有4个新的肿块出现。

韦女士立即找她的医生长谈，详细询问，希望能够进一步治疗。美国的医生对她的病况很了解，所以赞同她试用中医药治疗。韦女士到香港大学找到吴教授，于是开始服用中药。

当时她全身疲累无力，精神差，失眠，气促，每讲一句话即需要大力换气一口。

韦女士从患肺癌至今已10年了。在这些年，她一直用中医药防止复发及转移。她的肺部再没有发生大的问题。韦女士现在也用中药调理，作为养生保健。

应诊记录

1999年11月8日

手术后检查报告证实，患者为肺腺癌。

2002年6月18日

MRI/CT/SCAN报告两肺发现有4个新的病灶，分别位于右肺下叶、左肺底、右肺底、左肺上叶。

2002年6月19日

初诊　韦女士，64岁，肺癌术后两年多，双肺发现4个新的病灶。

患者疲乏无力，声低懒言，胸闷胸痛，气促难接，咳嗽频繁，舌质淡红、有齿痕。薄白苔，脉细数。证属肺脾气虚，邪毒内盛。治以补气健脾，祛邪解毒。

处　方

太子参、生薏苡仁、炒白术、生黄芪、五味子、金银花、龙葵、蒲公英、藤梨根、守宫、百部、杏仁。

加以中药提取之**抗癌粉**：每日2次，每次2克。

方中太子参、黄芪、薏苡仁、五味子补气健脾，龙葵、藤梨根、守宫抗癌祛邪，金银花、蒲公英清热解毒，杏仁、百部止咳润肺，共奏补气健脾、解毒抗癌之效。

2002年6月26日

服药后，患者精神逐渐好转，气促情况明显改善。

2002年7月3日

患者近期咳嗽又严重，且感全身疼痛，肩背骨处疼痛明显，舌苔白腻，脉弦细。证属湿热毒邪内蕴，经络阻滞。治以清热利湿，解毒抗癌，防转移。

处　方

苍术、薏苡仁、杏仁、半夏、厚朴、藤梨根、肿节风、百部、川续断、自然铜、夏枯草、土茯苓。

抗癌粉继续服用。

2002年12月7日

经服药后，疼痛不适逐渐缓解。韦女士再次接受电脑磁振仪扫描SCAN检查，发现肺部4个病灶已全部消失。未发现其他异常，在肺部、纵隔、肺门、胸膜、胸骨等部位均未发现有转移病灶。

2007年1月6日

CT SCAN再次检查，报告显示患者全身器官均正常。

2008年4月5日

CT SCAN检查，全身器官正常。

2009年5月3日

患者继续中医药治疗，定期检查身体，生活正常。

患者继续坚持治疗至今，从患病到现在，已经10年了。在这些年里，她的肺没有发生大的问题。四季有寒热冷暖的变化，她的生活也有各种起伏和不同，有时会有疲劳，感冒，并曾患过咽喉炎、胃炎、肠炎、痔、关节疼痛等。对她的治疗，一是及时纠正机体出现的阴阳、气血、寒热失调等功能障碍，二是随时祛除各种病邪，曾用益气、养阴、解毒、化痰、散结等药。根据病情而遣方立药，使她有了问题很快就会得到解决，机体总是处在阴阳、气血的动态平衡之中。

手术是肺癌首选的治疗方法，就像此例，也是先接受手术治疗；但是即使切除肺叶，仍不能避免复发。经及时加用中药治疗，使患者多发病灶消失。多年来坚持治疗，没有出现新的复发或转移，这是中西医结合成功治疗恶性肿瘤的又一个案例。2016年12月，我们随访患者，韦女士现已78岁，肺癌并肺转移已17年了，生活正常，健康愉快。

❀ 病案 8 ❀
恶性黑色素瘤脊髓及脑转移

── 2%生机　奋力求存得治 ──

卢先生在一家大公司主管市场销售，他工作很繁忙，经常要坐飞机、坐火车到处出差。即使在香港，也要不停地开会，他自感身体很好，又正值年轻力壮，所以全情投入工作，经常在公司逗留到夜深才离开。

于2004年后期，他有时感到双脚麻木，起初并不在意，以为是走路太多以致有点疲累而已。后来麻木感越来越强，更逐渐上升到小腿部位。他唯有在百忙之中抽空去做物理治疗。麻木感刚得到暂时缓解，他又出差到海外去了。待回到香港，双腿麻木感又再加重。有一天早晨起床后，突然双腿无力，不能行动，而且大小便都不受控制。

卢先生这才大吃一惊，急忙到医院做彻底检查。检查的结果简直是晴天霹雳。

他的脊椎管内最少有3个肿瘤。3个肿瘤分别位于第11胸椎、第1和第2腰椎的部位。由于肿瘤的压迫，从第8胸椎至第2

腰椎的部位都有脊髓水肿。就是由于肿瘤和水肿压迫神经，令他的下肢活动困难，大小便失禁。这是一种很紧急的情况。

为了解到底是哪类肿瘤、性质如何，医生立即从他胸椎部位的肿瘤切片活检。病理检查指出这是恶性黑色素瘤，而脊椎内并不是恶性黑色素瘤的原发部位，由此可知卢先生的病证已到晚期，恶性瘤是从其他部位转移到脊椎来的。那么，他的原发病灶在哪里呢？为此又做了进一步的全身检查。

检查结果令人更为紧张。

原来卢先生脑组织内也有肿瘤。脑部的肿瘤也是转移而来的，原发的病灶在哪里呢？至今尚未找到。

医生向卢先生解释，恶性黑色素瘤是一种恶性程度非常高的肿瘤，如果发生了转移，则预后情况极坏。而化疗、放疗对这种肿瘤都难以产生好的疗效。治疗药物更是很难通过血－脑屏障进入颅内去治疗他的脑肿瘤。而且他的椎体的肿瘤，也无法切除。所以希望是非常渺茫的。

恶性黑色素瘤是人体黑色素细胞产生的一种高度恶性的肿瘤，对化疗和放射性治疗不敏感，效果不佳。如发现早期的原发病灶，也应做较大面积和深度的切除。但复发概率很高。原发肿瘤如直径超过2厘米，预后则很棘手。一旦发生远处转移，更会发展迅猛，全身播散，预后情况更差。

听到医生说治疗的存活希望只有2%，决不言败的卢先生决定为自己另行寻求存活的机会。友人介绍他去找吴教授，于是他扶着拐杖，在两人帮助和扶持下前去求助。

卢先生接受中医药治疗后，症状逐渐缓解，并恢复正常工作及业务。大小便正常，饮食活动正常，生活正常。

由于他充满工作热诚，工作时十分投入，可想而知他是如何

治癌实录 中西医结合·名家手记

繁忙。每次到诊，吴教授都免不了叮嘱他要争取多一些休息、减少一些压力，并且尽量放松心情，不要因太忙而忘了服药。

应诊记录

2005年1月5日

初诊　卢先生，41岁，恶性黑色素瘤脊椎及脑转移。

症见神疲乏力，头痛头晕，心急汗多，行动困难，由两人搀扶，依靠拐杖，大小便难以控制，腰背酸痛，下肢疼痛，无力，舌质红苔薄白，脉沉细。证属肝肾亏损，癌毒内盛。治以补肾培元，抗癌消瘤。

处 方

薏苡仁、川续断、自然铜、牡蛎、龙骨、生龟甲、独活、九节茶、白芍、熟地黄、海藻、山茱萸、杜仲。

中药提取之抗癌粉：每日2次，每次2克。

消瘤粉：每日2次，每次2克。

2005年4月6日

治疗半个月后，患者腰背酸痛有明显改善，1个月后，体质较前好转，双腿亦较以前有力。2个月后，大便可以自己控制约

2分钟，双腿麻木感减轻。3个月后，大便基本可以正常控制，双腿活动明显有力，不需拐扙。

2005年4月20日

行走基本正常，但下肢仍有麻木感，时有头痛、咽痛。舌质略红，脉弦数，治以解毒散结，化瘀通络。

> ### 处 方
>
> 薏苡仁、川续断、乳香、没药、浙贝母、皂角刺、野菊花、蒲公英、肿节风、天花粉。
>
> **抗癌粉、消瘤粉**继续服用。

2005年5月3日

症状继续改善，双腿力量增强，大小便正常，行走活动正常。仅有时腰背酸软。

> ### 处 方
>
> 熟地黄、川续断、山茱萸、山药、茯苓、鹿角片、桂枝、九节茶、浙贝母、乳香、没药。
>
> **抗癌粉、消瘤粉**继续服用。

2005年6月6日

患者精神状态好，行动、活动正常，生活、工作正常。每日全力投入工作，十分忙碌。

2006年3月5日

报告证实，患者在T_{10}、T_{11}、$L_{1/2}$有转移性黑色素瘤。

2007年9月1日

两年多来，患者一直努力工作，事务繁忙，身体状态良好。并做大量运动，以锻炼身体，多次劝说不要过量运动，要注意养生，要认真服药治疗，但仍然我行我素，大量运动及忙碌地工作。近日因游泳后入冷气室而感冒，高热1周，咽痛，咳嗽，痰多黄绿色，又感下肢无力，大小便控制不够好，舌红脉细数。证属外邪过盛，引动未清之内毒，内外合邪，治以表里双清，解毒抗癌。

处方

金银花、连翘、蒲公英、大青叶、板蓝根、蜂房、龙葵、苦参、胆南星、白花蛇舌草、柴胡、半夏、黄芩、生石膏。

消瘤粉：每日2次，每次2克。
七效散：每日2次，每次2克。

2007年10月20日

10余天后，咳嗽，咽痛逐渐好转，下肢无力逐渐好转，继续治疗约1个月后，逐渐康复。

2008年3月

患者今来告知，西医认为病情稳定，已能够控制，并希望他再接受西医治疗，故现又转去西医治疗。

....

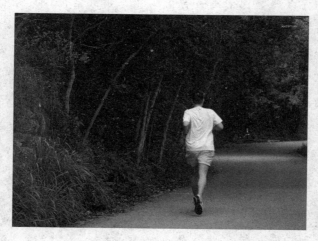

2008年3月，卢先生下肢已康复，经常晨运

恶性黑色素瘤是恶性程度很高的肿瘤，按照医学专业书籍上的统计，如发果癌肿发生转移，中位生存期为4～5个月，平均生存期也只有9个月。应用中医药的治疗，对于控制该病的恶性迅猛发展，以及改善体质，提高免疫功能，抗癌消瘤等各个方面，无疑都是有明显效果的。但是，对这种恶性程度很高的

肿瘤，要奉劝患者不能大意，注意养生，坚持治疗。否则可因感冒、劳累等因素，使身体抗病能力降低而复发。

本例患者，用中医药治疗近3年，对控制恶性肿瘤的生长和发展，治疗严重的症状，如大小便失控、下肢瘫痪等，都有明显的效果。

❀ 病案 9 ❀
恶性滑膜肉瘤无法全切

┤ 截肢边缘徘徊　终能保住双腿 ├

2001年，颜小姐跟妹妹忧心忡忡地在吴教授的候诊室等待着。

颜小姐望着正在打电话的妹妹，追忆初发病时的情景。

1999年春天的一个晚上，她感到右腿疼痛活动不方便。右膝后面腘窝处疼痛，有些局部肿胀，走路时疼痛会加重，不得不停下来，但忙于工作的她，对这个不大不小的毛病并不在意。后来看到青筋越来越多，整个右腿也慢慢肿起来，血管扩张才下定决心找医生解除痛苦。诊断之下发觉是恶性软组织肿瘤，于2001年5月初决定手术切除。

手术后，医生告诉她并没有替她完全切除肿瘤。因为她腿部肿瘤成形2年左右，如今已经向周围组织蔓延生长为晚期恶性肿瘤。而膝后腘窝处在人体解剖上是一个十分重要的部位，该处有大量神经、血管束，而肿瘤已经广泛地侵入腿部的神经及血管内部，无法将肿瘤与这些重要的组织分离开，也就是说，无法将全部肿瘤切除。手术中只能将肿瘤边缘的小部分切掉一些，而大多数与神经血管已长在一起的肿瘤就不敢去触动它。

但是没被切除的肿瘤并不会安静地留在原位，而是会更迅速地、疯狂地生长，并向身体其他部位扩散、转移、危及生命。

所以医生建议进一步做个彻底一点的手术，由于这个手术跟颜小姐原先签署同意的手术不同，所以必须由病者再行签署同意才可以进行。什么手术呢？

全肢切除！把整条右腿截去！

这简直是晴天霹雳。颜小姐与家人很难接受这个建议。但医生随着解释，颜小姐只有两个选择，一是切除右腿，一是坐以待毙。

"滑膜肉瘤是人体软组织恶性肿瘤中恶性程度最高的一种。这种肿瘤很容易由血液播散到全身，发生全身转移。一旦转移到身体其他部位，病人生命会受到威胁，我们医学上亦暂时无能为力。"医生解释说。

"那么切除了右腿就可以保住性命了？"颜小姐问。

"也不一定，患了这种癌症能够生存5年的统计数字是百分之十。无论是否立时截肢，也不能保证癌细胞是否已经扩散开去，因为经血液扩散出去的速度是很快的。"

"无论是不是切除右腿，继续生存5年的机会只有一成？"颜母近乎抗议的声线响起。颜小姐则早已听得呆住，不知如何反应。

"如果不立时截肢，就连这5年的生存机会也无人可以保证。"医生无奈而同情地解释。"你们可以详细商量一下，或者多听取其他医生的意见。但最好尽快让颜小姐决定这个手术。"

颜小姐与妹妹立时相拥痛哭。

"我不想死！"颜小姐号哭着说。

"那么就快点决定锯了右腿啦！"颜母悲痛流泪地吩咐女儿。

"但我也不想锯掉右腿！"颜小姐哭得更厉害。

医生建议大家回去好好冷静一下，然后在心平气和的情况下开个家庭会议做出最明智的决定——但要尽快！

颜小姐的妹妹Mary在一家大公司工作，职位不低。为了陪伴姐姐走上人生最艰苦的道路，她必须请假，甚至停职留薪也在所不惜。

"真的只有两个选择吗？"老板关怀的声音从电话中传来。

"这是医生说的。"Mary怆然泪下，哽咽着述说。

"这也未必。我认为还有第三选择。"

"第三选择？"

"有没有想过可以请中医试试帮忙？"

"她是末期癌症。看中医来得及治疗吗？"

"但起码在决定怎样做之前，找个中医问问意见才决定。这应该耽误不了多少时间。"

一丝曙光掠过Mary心头。她把老板的提议告诉姐姐。于是她们就去到香港大学中医诊所找中西医结合专家吴教授。

"吴教授，您认为我应该接受手术吗？"颜小姐忧心忡忡地问，却又恐怕得到一个过分肯定的回答，弄得非做手术不可。

吴教授对她说："决定权在你自己手上。我不会左右你的意见。但我可以告诉你：中医药对抗癌治癌有很大帮助，不管你是否决定进行手术，我都希望你不要完全放弃中医药方面的治疗。"

"您认为可以活下来吗？"颜小姐目泛泪光。

"在我的角度来看，可以。你先试试这几剂药方，看效果是否理想再说。好不好？"颜家两姊妹带着满怀希望回家去。

第二次复诊时，颜小姐已经不需要妹妹相扶。药效明显。

颜小姐决定不接受截肢手术了。

颜小姐体质逐渐增强了。

两年后，颜小姐自以为已经无病，曾经打算停止服药。但吴教授认为滑膜肉瘤为一种威胁程度极高的恶性肿瘤，不可掉以轻心，故劝说她继续服用中药以作调养。颜小姐也乖乖地听从劝告。

随后不久，颜小姐开了一家公司，自己当起老板来。可见得精神体力都已不错。颜小姐仍每隔一段时间去找吴教授，处理感冒或胃痛等一些小毛病。她每次去求诊时都表现得很开心，因为她已经战胜了癌魔保全了右腿。

应诊记录

2000年2月24日

MRI右膝检查报告，腘窝处软组织肿瘤并侵入周围组织。

2001年5月4日

右腘窝处切取的组织病理检查，诊断为恶性滑膜肉瘤。

2001年6月1日

颜小姐，41岁，恶性滑膜肉瘤。

治癌实录·中西医结合·名家手记

患者面色苍白，全身虚弱，头痛汗多，气短不续，口干咽痛。右腿肿胀，活动不便，腘窝处肿胀，疼痛，色暗红，有手术瘢痕。脉细数，舌质淡红有齿痕，薄白苔。证属正气虚损、癌毒内蕴。治以益气、养阴、攻癌。

处 方

怀牛膝、熟地黄、牡丹皮、山茱萸、骨碎补、川续断、山慈菇、山药、太子参、白术、茯苓。

另以中药提取制成的**抗癌散**：每日2次，每次2克。

2001年9月3日

治疗3个月后疼痛减轻，疲劳改善。颜小姐继续服用中药，根据病情加减使用**海藻**、**川贝母**、**夏枯草**、**石见穿**、**沙苑子**、**自然铜**等。抗癌散继续服用，并加用针灸，祛癌排毒。

2002年6月6日

一年后，颜小姐精神明显好转。没有特别疲劳，行动正常，进食及大小便均正常。但经常感冒，咽喉疼痛。脉细，舌质淡红。证属正气未强，癌毒羁留。继续服用益气、养阴、抗癌祛毒的中药，加用如**蒲公英**、**连翘**、**白花蛇舌草**、**百部**、**藤梨根**等。抗癌散继续服用，并加用化生散，提高免疫功能。

2003年5月14日

颜小姐接受全身CT检查，得到的医学报告是：各脏器正常，未见有转移病灶。

2006年1月5日

再次CT检查报告，无肿瘤复发和转移。

2006年3月

患者几年来生活、工作正常，一般情况良好，但有时痔疾发作，出血较多，并有疼痛，有时有感冒、咽痛、舌质淡红、脉细。证属气血不足，邪毒内留。

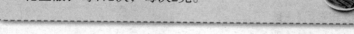

处 方

白茅根、芦根、金银花、败酱草、当归、薏苡仁、白花蛇舌草、田三七、藤梨根、夏枯草。

化生散：每日2次，每次2克。

2007年6月

精神良好，生活正常。我叮嘱她要注意养生，并要继续调理身体。

2008年3月7日

颜小姐与妹妹一起前来，她们说非常感谢我帮她保存双腿已有七八年了，今后还要继续调理和治疗。

❀ 病案 10 ❀
鼻咽癌晚期肝转移腹腔转移

─┤ **食少事繁　中年患鼻咽癌** ├─

这是2004年初发生的事。

黄先生42岁，就已经在一家大公司当上经理。他的成功并非侥幸，而是来自拼搏精神。

偶然事务繁忙，连饮食也无暇兼顾，更遑论作息定时了。因此，近来起床梳洗时感到鼻塞、耳鸣，甚至流下带有血丝的鼻涕，黄先生也不甚在意。认为是日理万机的小小代价。

他绝估不到三国演义里诸葛亮"食少事繁，命不久矣"的景况竟出现在他自己身上！

直到有一天下午，黄先生突然流出大量鼻血，难以止住，他才十分紧张地去找医生。岂料医生经过初步检查之后，断然转介他到医院做进一步检查，因为怀疑他患的是鼻咽癌。

40余岁的广东男士，正是最易患上"广东癌"——亦即鼻咽癌的常见病例。黄先生似乎脱不了这个地域遗传因子的厄运。

而更最不幸的是，院方给他的确诊是：**末期鼻咽癌！** 必须尽快进行放射治疗！

黄先生惊慌失措之余，立即接受建议进行排期、倒模。他必须张开嘴巴，让下腭远离放射，以减少好细胞受损。在经过倒模房走廊时，他看到其他病友已经完成的透明面膜，活像一副副闭目张口在呼冤的"幽灵"脸孔，那情形不由令他悚然感到身陷炼狱！

6个星期的电疗程序好不容易挨过去了，黄先生以为对身体已经有了一个交代。"受了这么多的火烧电灼，有什么冤仇孽债也该算清了吧？"

岂料再过几个星期，待他身体状况稍为复原再到医院复诊之际，主诊医生告诉他，由于他的肿瘤恶性程度高，应该要再进行化疗以防止癌细胞向身体各处扩散。

"何必偏偏选中我？"黄先生心中开始愤怒了。自从患病后他在等待治疗、预后休养期间一直看了不少有关癌症治疗的书籍，也知道癌症必须慎重处理否则扩散后果堪虞。无奈而悲愤之下也只好接受建议进行化疗。

于是一段真真正正的"呕心沥血"日子开始了。

2005年，所有化疗疗程总算完成了。黄先生松了一口气。起码可以休息几个月，"享受"一下正常生活。以往视为平淡无味的日子，现在过起来已觉得是无比幸福。他不禁叹一句"健康是福"。

但是癌魔又冷笑地告诉他没这个福气！

几个月后，他又感到腹部时时作痛，腰部也疼痛不堪，弄得食不知味。这时黄先生再去医院，在2005年9月9日，接受正电子及电脑扫描（PET/CT Scanning）。检查报告又一次给予黄先生一个更大的打击：鼻咽癌已远处转移，有肝内多发性转移以及腹腔内淋巴结的多发性转移！

这时黄先生大脑中出现了一片空白，自觉面对的已是生命的尽头。尝遍这么多苦头，简直生不如死，他有想过放弃自己生命以示对命运的抗议。但一想到挚爱的太太和两个孩子，心头就忍不住一阵凄酸。大的11岁，小的才8岁，若他一旦离世，可怜的太太如何独力照顾他们？而且公司仍在等待他重新效力，壮志未酬岂甘身先死？医生说可以再试化疗，但只可寄望多活1年左右。壮士一咬牙，明知苦痛难当，希望渺茫，仍愿意再次接受化疗的煎熬。

黄太太的心情当然比丈夫还要恶劣，眼见枕边人在吃苦，她却无法分担。经过多方了解、打听，她提议在进行化疗的同时，也为丈夫增加中医药的治疗。

黄先生苦笑着回应说根本就不相信中医药。他认为电疗、化疗都做过了仍然无济于事，现在再次化疗打的是无把握的仗，还是来个中西药乱搭一团岂不在开自己的玩笑？但在太太反复要求下，黄先生为了减去爱妻的担忧才勉强让她带到吴教授的诊所求诊。

也是因为这一个为妻子着想的态度，令自己的生命重拾生机。

应诊记录

2005年9月9日

PET/CT SCANNING检查报告证实：大量肝及腹腔内淋巴转移，鼻咽癌原发部位也复发。

2005年9月18日

黄先生，42岁，鼻咽癌晚期肝转移、腹腔转移。

患者精神疲惫，形体瘦弱，倦怠乏力，面部肿胀，面色灰暗、头痛鼻塞、张嘴困难，痰黄黏稠，右胁部及腹部疼痛，舌质红，脉细数。PET/CT Scanning显示肝及腹腔内均有多数肿瘤，肝内及腹腔内肿块多达10多个，肝内大的肿瘤已有5.5cm。证属癌毒内结，热盛伤阴，正气亏虚。治以解毒散结，养阴清热，扶正祛邪。

处 方

鱼腥草、芦根、黄芩、南沙参、北沙参、玄参、川贝母、石斛、麦冬、鳖甲、白芍、天花粉。

纯中药提取之消瘤粉：上午11时，下午7时服用，每日2次，每次2克。

散结粉：早上9时，下午3时服用，每日2次，每次2克。

2005年10月8日

患者服药后，精神状态有好转，进食好转，继续上方加减服用。

2005年12月18日

患者服中药3个月后，口干舌燥减轻，头痛减轻。同时在做化疗，不良反应很大，疲乏、不思饮食、头晕、双手掌脱皮、糜烂，疼痛红肿。

2006年3月5日

患者在做化疗期间，曾换过不同的化疗药物，不良反应大，头晕耳鸣，皮肤溃烂。现在化疗疗程已结束，所以停止化疗。经检查，腹腔内及肝仍有转移性多数肿瘤存在。继续服用中药治疗，并且注意饮食调整，进行适当的养生运动及忌口等。

2006年6月3日

经检查，肝肿瘤缩小，患者信心增加，来就诊时精神好转、消极被动的态度亦有明显改善。症见脘腹胀闷，面色较暗，气短乏力，舌较暗，脉沉细。证属正气亏虚、癌毒稽留。治以扶正健脾，解毒化瘀之药，并且增加外敷中药，内外合治。

处 方

太子参、茯苓、生牡蛎、半枝莲、槟榔、炙鳖甲、鸡内金、白芍、神曲、九节茶、预知子、莪术。

消瘤粉、**散结粉**继续服用。并加外用中药配制
攻毒散，贴敷期门、章门、中脘穴。

2006年12月16日

患者一直坚持中医药治疗，内服中药，期间曾用解毒、散

结、扶正、清热、养阴等方法并外敷中药，配合食疗等，病情逐渐好转，已无明显不适感觉。

2007年9月13日

PET/CT再次检查报告，鼻咽癌原发部位无复发。上次见到的大量肝内转移灶已消失。上次见到的大量腹腔内淋巴转移已消失。之前的肿瘤（直径大小5.5cm、4.1cm、2.5cm、2.3cm等）现在全部消失，没有发现新的病灶。

2007年9月15日

经2007年9月13日PET/CT Scanning检查报告，腹腔内多发及肝内多发性转移性肿瘤全部消失，报告显示没有发现肿瘤及转移病灶，黄先生看着报告，不敢相信自己的眼睛，夫妻都很高兴。

2008年3月29日

精神状态好，生活、饮食、起居均正常。

2009年4月26日

患者坚持中医药治疗，生活正常。

2012年2月

有朋友来就诊时讲患者生活正常。

治癌实录 中西医结合·名家手记

　　黄先生因肺气虚损，卫外不固，毒邪侵袭而患鼻咽癌。癌毒及热邪灼伤脏腑经络，生化之源不足，气、血、精、津液亏损，出现癌毒内结，并热盛伤阴的表现，治疗以解毒散结，养阴清热并重，使病情改善。

　　医院在发现黄先生的癌肿多发性转移到肝和腹腔后，安排他再次接受化疗，但也讲明只可寄望多活1年左右。黄先生在化疗时又加用了中药治疗。化疗的不良反应大，也不可能无休止地做下去。患者完成化疗后，肿瘤仍存在，但他并未自行放弃，继续坚持中医药治疗，两年多来，一天也没有停止。继续用中药清热补阴一段时间后，舌红好转，但较暗，脉沉细，出现正气亏虚，邪毒稽留未清的状态，继续用散结祛毒，化瘀补虚，内外合治，辅助疗法等治法，终于消除了肿瘤的全部转移病灶。

　　黄先生最初看病时，不信中医药，对服用中药亦有很大的抗拒情绪，只是由于没有其他任何办法可供选择，才不得不来看医生。随着病情的逐渐好转，他的信心增加，态度、心情都好转了。应该说很大的治疗成绩应归功于他的太太。黄太太坚持每次都陪同丈夫来就诊，说服他坚持治疗，长年坚持帮他煲药、外敷药等，并且精心搭配饮食，应该忌口的，绝对不让他吃，从各方面配合治疗，功不可没。当我对黄先生提及他以前并不相信中医药的事时，他回答说："那时我自己太无知了！"黄先生的一句话，总结了自己的治疗经历，也是对中西医结合生命修复抗癌作用的肯定。黄先生康复后还在网志上撰文鼓励病友，诉说治病过程。

晚期肠癌腹腔转移并发肾衰竭

┤ 痴呆长者抗癌三年复健康 ├─

2004年9月，68岁的罗先生在医院接受了肠癌切除手术。当时因为已发觉症状属于晚期，家人都有心理准备，知道这是一场难缠的战争。

患者于2004年中旬，出现腹痛，大便有血，粪便变细，以后则大便困难。经检查为直肠癌。于2004年9月行肠癌切除手术，由于肿瘤大且生长在直肠下端肛门处，故一并切除肛门，并在腹部做了肠造口手术。术中发现肿瘤已侵犯到肠壁外，并已有腹腔转移。于2005年2月因腹痛剧烈，经检查有腹腔的广泛转移。由于转移性癌肿生长快且大，压迫盆腔大血管及淋巴回流，造成下肢水肿。肿瘤压迫输尿管不能排尿，而造成肾衰竭，须在医院安放并留置导尿管。

2005年7月，罗先生的病灶广泛转移，医院医生说，他只能维持最多3个月的生命。他除了因为晚期肠癌，癌细胞广泛扩散至腹腔、盆腔之外，并已患上帕金森病18年之久。

一句"还有三个月"的提示，激发了罗先生的斗志。于是决定找中医帮他医治。

经过吴教授的精心治疗，于2006年7月时，罗先生病情已经稳定，疼痛完全缓解。因活动不慎而摔伤，造成下肢骨折，须住院及附加钢板固定。又有较严重的腹部疼痛。以后又出现精神恍惚，胡言乱语，记忆丧失等严重症状。医院经检查诊断为脑缺血，痴呆症，家人亦因此情绪大受影响。为加强罗先生一家的信心，吴教授继续为他进行抗癌治疗之余，并加用续筋接骨以帮助骨折提早恢复，并舒畅气机，调理七情。

由医院判断罗先生存活不超过3个月开始，时至今日，罗先生仍活生生地继续调理身体及进行抗癌治疗，他已经跨过了院方宣布的生存期限3年，而且健康并无明显转坏的迹象。并且治好了骨折和脑缺血，痴呆症。

这是一个令末期病患者感到鼓舞的案例。

应诊记录

2004年9月13日

手术后检查报告，直肠腺癌，肿瘤已穿透肠壁，扩散至腹腔，并侵入周围血管及淋巴。

2005年8月13日

罗先生，68岁，肠癌手术后腹腔广泛转移。

患者来就诊时面色灰暗，背部腹部及双腿疼痛剧烈，虽然在服用医院开的吗啡，仍然有剧烈的疼痛，不能活动和翻身，夜晚疼痛而完全不能睡觉，双腿全部有严重的凹陷性水肿，双脚严重凹陷性水肿，并有留置导尿管。患者并患有帕金森病18年，全身不时地颤抖，扭动，神情痛苦，不停地呻吟，舌白腻，脉弦细。证属湿瘀互结，毒邪内盛。

因腹腔肿瘤胀大，疼痛剧烈，下肢水肿严重，急用消坚、散结、化瘀、祛湿，消肿，止痛之法。

处 方

桑寄生、三棱、莪术、生牡蛎、肿节风、猪苓、全蝎、土茯苓、川续断、姜黄、制乳香、制没药、青风藤，水煎服，每日2次。

中药**散结粉**，每日2次，每次2克。

加用针灸，止痛，消肿，疏通经络。

2005年8月27日

患者服药及治疗后，剧烈疼痛有所缓解，夜间能入睡几个小时，但仍有较重的腹痛，双腿仍有水肿，继续用化瘀祛湿，通络攻毒之法，方药中用蜂房、蜈蚣、当归、益母草等加减。并继续针灸、以取阳明经，膀胱经俞穴为主。继续服用散结粉。

2005年9月24日

经过中药及针灸治疗后，罗先生已明显减轻疼痛，水肿渐减，输尿管受压迫现象亦解除，可以自主排出小便。肾功能好转。西药止痛药吗啡用量自行减少一半。

此后罗先生一直继续服用中药。饮食及大小便正常，生活正常。

2006年7月

病情已经稳定，仅下肢有时有轻度水肿。因有帕金森病，行动不稳而不慎摔倒在地，下肢骨折，须住院治疗。做手术用钢板在骨折处固定，卧床休息，不能做任何活动。腹部及下肢又出现较严重的疼痛，患者因摔伤受惊，情绪低落消沉，有时神志不清，胃纳甚差，体重减轻。继续为他进行抗癌治疗，同时加用活血通络，续筋接骨之品，帮助骨折尽早恢复，并调理七情。

处 方

自然铜、田三七、玫瑰花、当归、鸡内金、白屈菜、槟榔、莪术、天南星、川续断、制乳香、制没药、肿节风、仙鹤草，水煎服，每日一剂。

散结粉：每日2次，每次2克。

七效散：每日2次，每次2克。

2006年12月

罗先生骨折愈合，胃口转好，体重增加。仅腰背部有时疼痛，记忆力较差，继续服用中药。

2007年4月1日

脑部CT检查脑缺血，医院临床诊断为痴呆症。

2007年4月21日

患者数月来记忆力减退以至消失，神志不清，胡言乱语，经医院检查，诊断为脑缺血，痴呆症。继续抗癌并增强调理七情，健脑生髓之治疗。

2007年10月20日

患者情况良好，情绪稳定，继续服中药调理，已自行停服西药止痛药数月。

2008年3月29日

罗先生身体状态良好，神志清晰，思维正常，胃口很好，没有疼痛和不适，生活正常。

2008年7月

患者及家人表示，吃了多年苦药了，要求停药。定期检查，生活正常。

本例患者罗先生，来就诊时病情非常严重，疼痛剧烈，肿瘤生长至腹腔、盆腔，服用吗啡完全不能止痛，且因肿瘤压迫而造成肾衰竭，严重水肿，生命垂危。医院已放弃治疗。我在中医药治疗过程中，选用了软坚散结，疏通经络，消肿止痛，祛邪抗癌之法，解除了肿瘤压迫输尿管而不能排尿，肿瘤压迫神经而致严重疼痛、水肿等问题。由于患者不慎摔伤骨折，使得病情反复，疼痛又加重，并出现记忆丧失，神志不清等严重症状，证明了气血瘀滞，七情不畅对疾病的明显影响，但在坚持治疗，不肯放弃的态度下，患者又渐渐康复。

加用针灸等方法，对散结、止痛有帮助，由于腹腔、盆腔的转移性肿瘤体积逐渐缩小，方可逐渐减轻压迫而造成的疼痛、水肿、不能排尿等严重症状。以后进一步调整阴阳、气血、扶正与祛邪并施，终于逐渐康复。他的生命不仅超过了预计的时间，而且非常严重的痛苦症状、临床表现均已解除，也是一个明证。

西药吗啡有明确的镇痛作用，一般用于晚期不能治疗的癌症患者以缓解疼痛，但是对此例患者完全不能镇痛。患者逐渐康复并能不再使用吗啡类镇痛药物，在抗癌治疗的同时，骨折和脑缺血，痴呆症也都恢复正常。

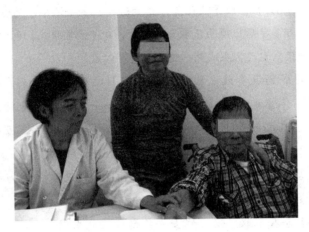

2008年3月29日，罗先生同太太一起来看吴教授。他说自己精神很好，一切正常

卵巢癌腹腔转移

┤ 卵巢癌腹腔转移 ├

钱女士中年发胖，经年都挺着一个小肚子，若不是年已58当了外婆，准会被人怀疑她是否"老蚌生珠"。

2007年6月初，肚子又比原来稍大时，钱女士还不以为意，以为这是更年期多年后出现的正常身体现象。即使经常腹痛，也以为是饮食不调而已。自己找点成药吃吃就以为可以了。

但是成药没奏效。腹部反而在数日之间暴胀起来，痛楚也加剧了。体重也一天比一天增加，钱女士唉声叹气地踏上量重磅，心想这几天身上老是不舒服，怎么体重又长了三五磅！望着量磅上的读数，钱女士心底不禁升起了一阵惧意。

"怎会这样的？肚子明显涨大了很多，体重又加得那样快？这是什么怪病？"

恐惧令人不敢怠慢，钱女士急忙找医生求助。

初步的诊断是腹部积水。医生为她抽取腹部积水化验。

结果出来了！晴天霹雳：**腹水内有癌细胞！**

腹水并非源头，病源来自腹部哪一个器官，还得进一步检验。于是钱女士再次接受详细检查。等待确诊的过程当然充满了忧心恐惧，而且腹痛一直加剧，简直度日如年。

最后的确诊结论是：卵巢癌转移至腹腔。

在这分秒必争的抗癌战场，钱女士获得安排的治疗日期是下个月中。

这对她来说是漫长的等待，因为她现时寝食难安腹痛难耐。

"再这样等下去，我真怕挨不到下个月。"钱女士痛不欲生地向家人诉说。

在多方打探下，她的儿女总算为她找到了有把握为她解除痛苦的中西医结合专家吴锦教授。经过两个星期的诊治，病情刚有好转，院方的化疗安排就开始了。

由于院方不主张病人在接受化疗的同时服用中药，故唯有暂停中医的汤药配方。

但钱女士受不了化疗的毒性和不良反应，一直呕吐大作无法进食。甚至连喝一口水的能力也失去了，以致化疗无法继续进行。

"你们……你们……带我去找吴医师……"钱女士气若游丝，仍然忘不了吩咐儿女。

儿女在悲痛之余，再次把母亲抬到吴教授的诊所去寻生路。

药方开出了，但病人无能力把药汤喝下去，因为一喝就呕吐。

但钱女士仍然然坚持要喝。一片孝心的儿女唯有采取"少喝多餐"的形式，尽力把药汤保温，让母亲长时间作战，用整个小时每次喝一两口地把汤全喝完。

由于这份坚持，钱女士终于恢复了体力，以几个星期的时间把身体调理好，让她可以再次接受化疗。踏上成功抗癌的路途。

应诊记录

2007年6月16日

钱女士，58岁，卵巢癌晚期腹腔转移。

患者面色苍白，不思进食，腹痛阵作，神疲无力，腹部肿胀如怀孕六七个月，双下肢水肿，舌质淡，脉弦细。证属气血不足，水湿泛滥，癌毒内盛。治以补气养血，健脾利水抗癌。

处 方

黄芪、党参、白术、冬瓜皮、大腹皮、预知子、藤梨根、车前草、益母草、水红花子、鸡内金。

中药提取之**消瘤粉**：每日2次，每次2克。

2007年6月30日

患者服药2周后，精神好转，胃口转好，腹部及下肢水肿减轻。此时接到医院安排，入住医院作化疗。

2007年7月17日

患者住院做化疗。化疗药毒性和不良反应很大，而致呕吐剧烈，完全不能进食。即使饮一小口水，也会呕吐。身体极度虚弱，四肢冰冷，无力，不能起床活动，只能卧床，无力讲话，神志不清，脉微弱。白细胞、红细胞降低，化疗也无法继续。治以降逆止呕，补气健脾。

处 方

党参、白术、茯苓、山药、陈皮、吴茱萸、半夏、砂仁、乌药、生姜。

因无法一次全饮，故改为少量多次地服药，每次仅饮1～2口，逐渐慢慢饮下中药。患者在前后数周内坚持服中药，呕吐逐渐减少，可以逐渐进食流质食物，血细胞上升，又可进行化疗。

2007年8月10日

化疗中出现腹痛，腹胀，心跳，气促，呕吐，不思进食，服用中药，养心益气，抗癌消瘤。

处 方

党参、白术、半夏、天南星、砂仁、厚朴、槟榔、大腹皮、莪术、三棱、柏子仁、茯神。

中药散结粉：每日2次，每次2克。

消瘤粉：每日2次，每次2克。

2007年8月下旬

患者出院后，继续服用中药，体质逐渐增强，胃口慢慢转好，进食由流质渐渐转为正常饮食。其后腹痛、腹胀减轻，但有时仍有胀痛不适，继续服用中药。前后加减药物有：**白花蛇舌草、半枝莲、石见穿、穿破石、白屈菜、王不留行、益母草**等。

至2007年10月12日检查，腹部多发性转移灶及腹水全部消失，未发现新的病灶。

2007年10月12日

PET/CT SCAN 报告证实，腹水消失，以前见到的腹腔内多发性转移性肿瘤，之前的肿瘤（直径大小：7.9cm、5.6cm、7.7cm等）现在全部消失。

2008年5月

患者曾自国外打来电话，讲她现在国外定居，并咨询某些中药的作用。

❀ 病案 13 ❀
皮肤癌腹腔转移

┤ 皮肤癌腹腔转移病灶终消失 ├──

高龄人士一般都容易皮肤干涸发痒，但估不到在63岁的麦女士身上，痛痒至溃烂的皮肤竟然是癌魔的肆虐！

2007年初，在皮肤开始发硬、发痒时，麦女士以为自己跟其他老人家一样，只是因为皮肤保湿功能不好，加上饮食不佳所致。因此，她起初除了觉得瘙痒不便之外，并不特别担心。但随着日子一天天过去，忍不住伸手去搔的痒处愈来愈多愈来愈大，什么止痛膏药、解痒丸散也不奏效时，她才去求医。

医生看到她左臀大片的溃烂皮肤，觉得非同小可，着令她尽快到医院做病理检查。由于医生的神情令她担心，所以不敢怠慢，赶忙通知女儿陪她到医院去做个详细检查。

　　在等待检验结果期间，女儿向母亲发出善意的责怪，怪她不早日跟亲人沟通一下，好让子女有机会付出关心。麦女士也承认自己过分大意乱用成药自误医期，皮肤弄不好却连肠胃也拖垮了，以致时常腹痛。

　　结果被院方确诊为皮肤癌，是皮脂腺癌。建议在进行手术切除之前，先来个电脑扫描以确定癌症病变范围。

　　扫描之下腹部的淋巴结阴影亦无所遁形！原来麦女士之所以经常腹痛，并不是因为乱服成药弄坏肠胃那么简单。院方怀疑她的情况是腹腔淋巴结转移。

　　但无论如何都先要进行手术切除臀部癌变皮肤，以解除麦女士痛痒难当的皮肉之苦。至于腹部淋巴结，还得先看看她手术后的愈合情况如何才可决定。

　　2007年4月10日的手术非常成功，愈合情况良好。但麦女士的腹疼痛不止，还加上大腿根部亦出现硬结肿块。院方于是在同月25日再为她做电脑扫描，得出的检验结果，显示她不但在腹腔里有大量的肠系膜淋巴转移现象，而且连腹股沟也不能幸免。

　　麦女士心情之差实在难以言喻，心想大概是时候要会见在天之灵的长辈亲友了，但又难舍爱女乖孙，总觉得就此离开尘世，实在心有依依。活着受苦实在凄惨，撒手尘寰却又心有戚戚。想着想着，不禁涕泪纵横。

　　还好在女儿一片孝心驱使之下，颤抖的老太婆终于被搀扶到吴锦教授的诊所求诊，让老人家的身心得到有形的抚慰。

应诊记录

···

2007年4月25日

　　同位素及正电子扫描部报告证实，左腹股沟区有大量转移性淋巴结肿瘤，下腹部有大量转移性肠系膜淋巴结肿瘤。

2007年5月5日

　　麦女士，63岁，皮肤癌腹腔及腹股沟淋巴结多发性转移。

　　患者疲乏无力，头晕肢软，口苦咽干，不思饮食，腹痛腹胀，手足心热，手术瘢痕在臀部可见，左腹股沟处有多个肿物，有蚕豆至核桃大小，质硬，不活动。舌质淡红少苔，脉细数。证属正气虚损，内毒炽盛。治以益气养阴，解毒祛邪。

处 方

石斛、天花粉、太子参、白花蛇舌草、蒲公英、大青叶、西洋参、生牡蛎、败酱草、半夏、百部。

中药提取之七效散：每日2次，每次2克。

散结粉：每日2次，每次2克。

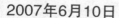

2007年6月10日

　　患者服药后，精神状态好转，感肚饿，进食明显好转，舌白苔，脉细，上方加**薏苡仁**、**猪苓**，中药散剂**七效散**、**消瘤粉**继续服用。

2007年8月3日

同位素及正电子扫描再次检查报告，腹股沟及肠系膜转移性淋巴结肿瘤消失，连续2次PET SCAN检查未见异常。

2007年8月11日

患者一直服用中药。腹痛等不适消退，腹股沟处可以摸到的肿块均消失，曾做SCAN检查，肿瘤消失。至2007年8月3日再次PET SCAN结果显示，腹腔大量淋巴转移及腹股沟处的淋巴转移全部消失。患者本人及女儿来诊所，非常高兴，并愿意继续服用中药，巩固疗效。

2008年2月23日

患者一直坚持服用中药，身体没有感到不适，感觉良好，她表示继续用中药调理身体，保持健康。

2009年4月26日

患者定期来诊，服用中药，生活正常。

2015年10月

我们对患者随访，了解她现已71岁，健康愉快。

2017年2月

定期前来调理身体，生活愉快。

••

皮肤癌是发生在人体皮肤及其附件的恶性肿瘤，在欧美地区的发病率很高，而亚洲的发病率相对较低，西医治疗以手术和放疗为主。而本例患者在手术前已怀疑有转移，手术后发现有广泛的淋巴系统转移，在这种严重和复杂的情况下，采取中西医结合的治疗方法，应该是明智的选择。中医将皮肤癌归属于"翻花疮""石疽""恶疮""癌疮"的范围，治疗方法有内服及外治的方法，本例皮肤本身的癌疮和溃烂，经手术切除，而腹腔及淋巴结的转移病灶发展并加重，成为对患者的严重威胁，故治疗以内治为主。

患者癌毒稽留体内并很快发展、恶化，出现热毒伤阴及正气亏损的表现，如疲乏无力，头晕肢软，五心烦热，舌质红，脉细数等，治疗以养阴、扶正、抗癌为主。患者经治疗后癌肿消失较快，期间经 2 次 PET SCAN 检查证实转移病灶消失，前后检查报告对照，治疗效果明确。至 2016 年 12 月，患癌并转移已 10 年多，生活正常。

❀ 病案 14 ❀
原发性肝癌

┤ 中西医药结合肝癌患者保天年 ├──

1994年初，王先生开始感到食欲不振。由于食量少了，体重也理所当然地下降。

王先生三十多岁时患了乙型肝炎，十多年来一向都注重饮食节制，只是近年来生活规律稍为放松一点而已。况且人到中年容易发福，自觉少吃一点保持"千金难买老来瘦"的状况也未尝不是好事，故此食欲减退也不以为意。

岂料一个多月后，情形显得越来越严重，不但胃口欠佳，还感到全身乏力，更糟的是右胁疼痛难当。这下子可不由得他不向医生求助了。

由于他一向是肝炎患者，医生不敢怠慢，着他赶快到医院做彻底检查，以确定是否肝出现严重病变。

不幸得很，检验结果发觉肝出现了明显的肿瘤，体积竟有6厘米长5.2厘米宽！

当时是1994年5月，院方主诊医生在向王先生详细地说明他的病情检验报告，王先生忧心忡忡地坐在医生的对面，虽然桌上的检验报告并非正向着他，而他也看不懂医学数据，但他的肝照片影像却是清晰地映入自己的眼帘。

"王先生，你的肝部恶性肿瘤甲胎蛋白指标已经升至1100 μg/L……"

其余的医学数据根本没有机会钻进王先生的耳朵，因为他已经看到自己的肝肿瘤照片影像。眼睛大大地瞪着X线显影负片，心脏扑扑地不断加速，脑海转转地却是一片空白。

但是最后一句确诊却是清清楚楚地听到了："王先生，你的病情已经确诊为**原发性肝癌**！"

王先生一直都听说肝炎可以恶化至肝癌的说法，但从来没想到这种噩运会降临到自己身上。他自问生活上亦算检点，更为避嫌在公开饮食场合中坚持分开使用公筷与私筷，加上肝炎已经受到控制，没有理由仍然诱发了肝癌！

而最令王先生震惊的，是院方预计王先生的寿命只剩半年左右。

"无论是否接受你们的治疗，我也只有半年命吗？"王先生觉得有点荒谬。"那么我为什么还要接受治疗？"

"如果你不接受治疗，可能存活期会更短。如果接受治疗，起码可以减轻症状加长存活期。说不定癌症治疗在这半年内出现了新方案，令事情有转机呢？"他的亲友都这样劝说他。

于是王先生在无奈的心情下，接受了院方建议的放疗、化疗等安排。但因为病情严重，预后情况极差，唯有借助中医药的帮助希望减轻不适。于是他在亲友的推介之下向吴教授求助。

原来的想法是想让自己"死得舒服点"，岂料过了半年仍然若无其事，反而所有的身体不适都消失了。转眼之间过了1年，仍然活得好好的。5年后，除了隔日服用中药外，生活跟常人一般无异。过了10年后，王先生已经60岁了，身体的健康状况跟同龄常人相比竟有过之而无不及，而且已经不用再频煎汤药，只须按时服用以中药配制的药粉。

应诊记录

1994年6月6日

王先生，52岁，原发性肝癌。

患者肝区疼痛，腹部胀满，黄疸、面目俱黄，疲乏无力，下肢水肿，舌苔黄腻，脉细数。证属湿热之毒内蕴。治以清热解毒，除湿抗癌。

处　方

石上柏、龙胆、土茯苓、预知子、泽泻、夏枯草、瓦楞子、蜂房、猪苓、薏苡仁、茵陈。

外敷中药水消散。

加服中药提取的**抗癌粉**：每日2次，每次2克。

消瘤粉：每日2次，每次2克。

1994年9月10日

3个月后，腹部的肿胀收缩了，腹水减少了。院方预测的3个月存活期大步跨过了！王先生精神好转，食欲大增。中药健脾利湿，排毒抗癌，继续治疗。

1995年2月28日

再过5个月，王先生的肝功能已经恢复正常，疼痛已消失。

而指标甲胎蛋白(AFP)亦明显减低。

1995年10月16日

经过1年治疗后，他的肝功能完全恢复正常，AFP恢复正常，腹胀全消，身体状况与健康人一样。王先生继续服用中药消瘤粉以巩固。

2003年12月

经电话追访，王先生讲他的精神很好，没有疼痛不适，饮食及生活起居也很正常。

••

原发性肝癌是肝细胞发生的恶性肿瘤，其病因和发病机制至今仍不是十分清楚。一般意见认为与病毒性肝炎、肝硬化、霉菌毒素及化学性致癌物质的毒害有关。在临床上发现并诊断为肝癌后，约90%已属中晚期，化疗、放疗均不能根治，一般一年生存率为20%左右。

王先生的肝癌治愈至致电随访时已差不多十年了，因长期在内地居住，我要求他回医院检查，看看肝目前的情况到底怎样，以及全身有无转移情况；但他对返院检查抱有抗拒心理，明确表示决定不返回医院做检查，并说现在能吃、能睡、能工作，没有必要做检查。虽然没有治疗后的检查结果可供参照是一个遗憾，但是10年，足见中医药治疗肝癌是有效的，不仅仅是延长生命，生活质量也是良好的。

❖ 病案 15 ❖
停服中药后复发再治疗（2例）

┤ 癌症治疗是长期作战 ├

71岁的周先生是个长期病患者，他患的是缺血性心脏病。多年以来常感到胸闷、心悸。这些痛苦已经习以为常地被视为小毛病了。

所以在2003年初出现咳嗽时，周先生只当作是一般的老人干咳看待，马虎地买点现成镇咳药喝喝就算是对身体交了差。

可惜咳药无灵，咳嗽逐渐加重。还出现气促、呼吸困难等状况。要不是实在喘得太辛苦，周先生还不愿到医院检查肺部呢！因为他讳疾忌医，恐怕院方验出他是肺结核病人！

谁知检验比他所担忧的情况更吓人。

院方医生因为查出他胸部积水，立即为他做肺部活组织检查，并很快证实了周先生**患的是肺癌**！

这一下晴天霹雳令周先生举止失措，院方也即时为他安排先做手术抽去胸部积水，同时继续检查胸腔内其他受影响的部位。胸膜、纵隔等活组织中都发现癌细胞的踪迹，是以确诊为肺癌。

"我不管什么癌，总之请医生您为我治好它。"周老先生幽幽地说。"这一生缺血性心脏病带给他的痛苦已经言之不尽，现在还弄个什么肺癌的名堂，这老天爷到底跟我开玩笑到什么时候？"

胸腔积液抽去了，倒也让周老先生舒服地呼吸了几天。但没多久，胸腔积液又积满了，如此一抽再抽地恶性循环，再加上化疗的不良反应，令周老先生越来越受不了。

他常口出怨言："你要么就让我好好活着，要么就让我安安乐乐地走，为什么老是这样折磨我？"身边的人也不知老先生责怪的是老天爷还是怨自己的命运。但老人家确实太虚弱了，很难再坚持化疗和抽胸腔积液了，只要求医生准许他回家休养。

家人不忍看着他一天天衰弱下去，受病痛煎熬，经多方打听，周老先生的女儿带着父亲到香港大学诊所来要求"喝中药"。

应诊记录

2003年5月7日

病理检查报告肺、纵隔、胸膜的活检组织和胸腔积液的病理检验，肺癌扩散至纵隔及胸膜，胸腔积液中也有癌细胞。

2003年5月9日

初诊　周先生，71岁，肺癌纵隔，胸膜转移。

患者呼吸急促，咳嗽，胸闷、胸痛，气短不续，胸腔积液抽出后很快又长满。没有胃口，畏寒肢冷，便秘，舌有齿痕，苔白腻，脉细弱。证属阳虚水泛，癌毒内蕴。治以温阳利水，益气抗癌。

处　方

黄芪、党参、白术、茯苓、猪苓、桂枝、淫羊藿、藤梨根、枳壳、厚朴、大黄、桑白皮。

中药散剂消瘤粉：每日2次，每次2克。

攻毒散：外敷胸痛处。

2003年6月6日

患者服药后，胸痛减轻、咳嗽减少，继续服中药治疗。胸腔积液逐渐减少，不再需要抽胸腔积液。

2003年6月15日

精神好，进食良好，无呼吸困难，无咳嗽，自中药治疗后，胸腔积液不再出现。

2003年8月18日

患者情况良好，自以为没事了，不再服药，劝他继续治疗亦不听从。6月下旬至8月中旬没有服中药。近日又出现咳嗽，气喘，并有胸痛，又来就诊，表示这次不再停药。舌质暗，脉弦细。治以化瘀散结，益气抗癌。

处 方

丹参、鸡血藤、山慈菇、水红花子、党参、太子参、石见穿、杏仁、制天南星、半夏、款冬花。

消瘤粉：每日2次，每次2克。

2003年9月12日

患者病情逐渐好转，没有气喘，胸痛，咳嗽。继续服用中药治疗。

2004年1月13日

患者坚持治疗，病情再次好转，经检查，肿瘤消失，没有发现异常。

2004年11月23日

报告显示，之前的肺部阴影和胸腔积液消失，胸部未见异常。

2005—2006年

患者精神状态良好，生活正常。

2007年11月

继续益气、化瘀、抗癌、并时时注意冠心病的病情，方药中常加用通络化瘀之品。

2009年3月28日

患者断续来就诊，如有明显不适，即来诊脉、开方，服药好转后，随即停药。我多次告诉他应该坚持长期治疗，但他仍是忙于生意，自有主张。在此期间又有数次加重、不适，均由加用中药后转危为安。时至今日，生活正常，很不简单了，同时也肯定了中医药的明确疗效。

....

患者发病后即发现转移，胸腔积液反复出现，呼吸困难，病情严重，经活组织检查证实肺、纵隔、胸膜均有癌细胞的浸润和转移。因患者有大量胸腔积液并有阳虚表现，故依据前贤温阳利水的方法，取得良好效果，病情较快受到控制，而且胸腔积液不再出现。但患者误认为疾病已愈而停止治疗，以致又病情反复，再度出现气喘、咳嗽等症。再经一段时间治疗后病情又再次好转，并使原发灶和转移灶消失。像这样的患者不止一人，有相当一些患者在病情明显好转后即停药，误认为疾病已愈，不需要再治疗。孰不知**癌症不同于其他疾病，如果停止治疗，容易出现复发和转移，应引以为鉴。**

再例如有位患者**潘先生，65岁，肺癌并有两肺转移**，口服抗癌西药3个月后效果不好，病情加重，于2004年9月放弃西医治疗而转来中医药治疗。在取得良好效果后，停服中药。后来发现癌症复发，再次来就诊，坚持治疗一段时期，终使检查结果正常。2005年2月23日潘先生的PET-CT检查报告与2004年6月17日检查比较，对治疗反应良好，两肺未见有肿瘤，胸部无肿大淋巴。脑、颈、胸、骨盆均无转移病灶。至2016年12月，他的朋友来就诊时告知，潘先生现已退休，安享晚年。

以下附图是潘先生接受治疗前后的胸部检查X线片。

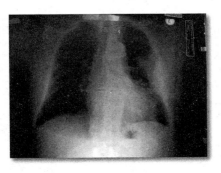

治疗前肺及胸膜有恶性肿瘤

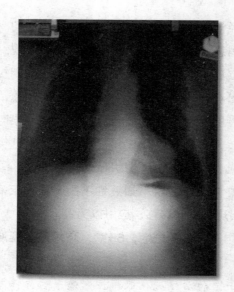

治疗后肺部X线片正常

　　以上两位患者的情况，说明中医药治癌是有功效的。停药以后，疾病出现反复，许多症状再次出现。而再次治疗后，疾病又逐渐好转，并获得PET-CT SCAN检查完全正常的结果，再次肯定了生命修复治疗的疗效。

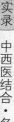

❀ 病案 16 ❀
喉癌淋巴转移

—| 嗜辣中年喉癌康复 |—

蔡先生50年来从未吸过烟，因此"吸烟危害健康"的警告从来没引起他的关注。

但他特别爱吃辣，什么大辣、中辣、小辣，湖南菜、四川菜、泰国咖喱、印度咖喱不同的辣度等级他都尝遍了。同事和家人眼看他把整只辣椒嚼碎吞掉的"绝技"，简直不敢卒睹。而蔡先生则甘之如饴，每餐无辣不欢。

他的工作环境中也经常充满刺激性的气体，别人难以呼吸的环境，他却处之泰然。

他所抵受的刺激味道终于到达配额的顶峰了！

2004年5月，蔡先生觉得有点气喘的现象，说起话来总有点中气不足的感觉。心想大概休息得不好，要少点出外应酬了。岂料个多星期的深居简出，不但没有令嗓子休养得好，反而声音更沙哑了。

于是蔡先生到医院求医。医生为他开了方，并且劝他暂时戒辣以免刺激喉部声带。他也照做了。但吃了几个月的药片，戒了几个星期心头好，声音仍未见改善。这时候他声音哑得连投诉也无人听见，才获得转到耳鼻喉专科进行诊治。

耳鼻喉专科医生以内镜观察到他喉部的肿瘤，立即钳取活组织进行化验。化验结果是恶性细胞，确诊的症状是浸润性喉癌，其中包括有分化程度很差的鳞状细胞癌，并带有淋巴转移。

"这是什么意思？"蔡先生有口难言，连发问的权利似乎也没有了。倒是医生主动提出解答。

"这表示你的病状十分严重，必须立时进行切除手术，并且要跟进放射治疗，否则你随时会有生命危险。"医生淡淡说来，但字字带有威胁性。

"切除喉部后，我还可以讲话吗？"蔡先生按着恐惧沉声问。

医生大致听得懂他的意思。"切除喉部后，你可以用人造声带发声，当然跟人交谈就没有以前那么方便了。"

蔡先生思前想后，实在抵受不了没有声带的失落。于是他决定只做放射治疗，但不接受切除手术。

电疗后，理所当然喉部灼痛难当，吞咽困难更不在话下。这令蔡先生觉得跟没有声带的情况差不了多少。

"难道我这一生从此变成哑巴了？"

成了哑巴还是其次，性命不保才最不可忽视。

"这可不成。要我变成哑巴已经难以接受，还想取走我的命？我可不是好欺负的！什么辛辣我没吃过？还怕这一点儿火烧喉咙不成？无论要吃什么苦，我都要治好这个病！"

于是他想到中医开的苦口良药。

听到港大有个好中医可以治癌的消息，蔡先生把心一横，就来到吴锦教授面前准备吃苦药。

应诊记录

2004年7月19日

病理检查报告显示，浸润性中度至低度分化的喉部鳞状细胞癌。

2004年10月6日

初诊 蔡先生，50岁，喉癌淋巴转移。

患者颈部及颌下部位肿胀明显，颌下可触及多个肿大的淋巴结。声音嘶哑难出，咳嗽频繁，咽喉疼痛，不时干哕，痰多呕吐，咽喉部充血肿胀，紫红色，头晕目眩，双眼布满红色血丝，吞咽困难，不可进食，饮水及流质即呛咳，呕哕。口干舌燥，舌质红，黄腻苔，脉弦数，证属热毒痰浊交阻，风火相煽，失音喉痹重症。

治以化痰泻火，解毒消肿。

处 方

黄芩、连翘、蒲公英、僵蚕、牛蒡子、莱菔子、杏仁、山栀、桔梗、青黛、大黄、败酱草、赭石、半夏。

中药提取之**解毒散**：每日2次，每次2克。

2004年10月13日

患者服药后，咳逆稍减，咽喉部红肿稍减，脉象较前较和。继用化痰、泻火、解毒、抗癌之药，并加用**麦冬、川贝母、木蝴蝶、礞石**等。

2004年12月10日

患者治疗2个月余后，咳嗽呕哕减少，颈部及颌下肿胀明显减轻，肿大的淋巴结减少，声音嘶哑减轻。继续前法治疗，加用消肿软坚之品，并用中药配制药粉吹往喉部，以直接治疗肿瘤部位。加减药物有**夏枯草、海藻、浮海石、薄荷、珍珠、天花粉、青黛、射干**等，中药提取之解毒散，继续服用。并加用**化生散**，每日2次，每次2克。

2005年5月20日

喉部及头颈部肿胀已全消，进食逐渐改善，不必服流质。不再呕吐，吞咽无困难，可以正常进食。已恢复正常工作。因工作繁忙，经常出差，间断服用中药，我时常提醒他要坚持服药。

2006年10月9日

没有明显不适，但常有痰，咽干思饮，用养阴清咽解毒之法。

2007年5月

忙于公务，经常奔波于中国香港与广州之间，继续养阴、化痰、解毒抗癌。

2008年1月9日

于2008年1月4日做内镜复查及身体检查，结果正常，未有肿瘤复发及转移。

2010年5月2日

他的亲戚来就诊时，问及他的现况，回答说患者本人目前生活正常，忙于工作。

···

患者自发现喉癌，医院要求手术已有4年多的时间，中医药治疗至今，每年检查未见有复发。

喉司呼吸，属肺，又为音之腑。肺为五脏六腑之华盖，肺又为娇脏，不耐邪侵。一旦受邪，咽喉首当其冲。患者初诊时病情重，痰火郁结，阳盛阴虚，并有颈部淋巴转移，声音闭塞，上呼吸道阻塞，症状明显而严重。在治疗中，急则治其标，先用药缓解梗阻、水肿、吞咽困难等急重症状；缓则治其本，进一步泻火、解毒、散结、抗癌。内外并治，终能恢复正常工作及正常生活，当前虽无任何不适，但仍应坚持治疗。

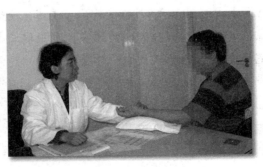

2008年1月12日，蔡先生说他现在工作很忙碌，没有不适

❀ 病案 17 ❀
宫颈癌广泛盆腔及骨转移

┤ 长期癌患老妇重获生机 ├

　　2006年，医院内深切治疗部静静一角的病床上，躺着74岁的陈女士。她忧伤的眼神流露着对女儿的惦念，其实她知道女儿已经在赶来探她的途中了，因为每天的探病时间她女儿都不会错过。

　　现在她脑海的念头不是对自己生死的忧虑，而是担心自己病情反复对女儿造成的拖累。她实在恨不得就此一命呜呼，好让自己不必再抵受已经熬了10多年的痛苦，也好让女儿不必为尽孝道在照顾子女之余还要为自己东奔西走。

　　于1993年患上子宫颈癌，已经接受过多次放射治疗。但癌细胞仍沿着子宫颈向邻近范围蔓延。陈女士的膀胱壁已经受损到不能正常地小便的地步，目前只能依靠内置导尿解决排泄问题。现在已经发现癌细胞在腹腔盆腔广泛转移，还兼涉骨转移的情况。那种疼痛不适，令人痛不欲生。2005年发展为晚期骨转移，盆腔等转移。

　　陈女士原打算在2006年8月接受一次大手术完全舍弃膀胱、阴道、子宫、卵巢等所有盆腔内的器官，以换取几年苟延的残喘。如此忍辱偷生，为的只是迎合孝女一片苦心，希望母亲仍在世间接受自己反哺报答。又岂料手术前几天，因血管损伤而突然肺部出血，经过院方抢救，留在深切治疗部五个星期才算脱离危险期。现在陈女士就正在等着女儿来探望，等着机会跟她说声"我不想继续了"。

治癌实录

中西医结合·名家手记

但想到女儿失望的表情、含泪的眼光，她又觉得很难说开口。

想着想着，又觉得已经过了平时女儿探病的时间，心里奇怪为什么仍未见人影。刚一转念，女儿的身影就在门口出现了。

"妈，我今天迟了点，不过其实早就到了，就在外面跟医生谈了一会。"女儿柔声说。

做妈妈的看出女儿眼神中的哀伤。

"婵，医生说了什么？"

"没……没什么。只不过说您已经度过危险期了。"

"真的吗？"陈女士幽幽地问，恍惚知道女儿不想说出坏消息的苦心。"为什么我觉得这么倦？"

女儿无言以对。

"婵，你不妨老实跟我说，我这一把年纪还怕什么？医生说过我还有多久吗？"

"呃……医生说……暂时不需要做手术了。"

"唔，是不是因为我的身体太弱了，受不起大手术？"陈女士是长期病患者，又怎会有不明白的道理？

女儿终于忍不住眼中的泪水，哇的一声爆发了心内的悲情。她扑到母亲怀里，抱着母亲哭诉着："妈，您受的苦太多了……"

陈女士安慰地微笑着，"婵，有你这个孝顺的女儿肯这样照顾我这么多年，我应该心满意足了。我不应该太自私，我想是时候了……"

"妈，不要再说话，好好休息。医生不肯替您开刀，是怕令您受苦。我会再想办法为您找到更好地治疗方法，令您既不必受苦，又可以治好您的病。"

陈女士苦笑一下，心中感到安慰，不是因为相信女儿会为她找到生机，而是因为有女孝顺如此死而无憾。医院已经放弃了她，但女儿仍把她紧抱住。

陈女士听到女儿的话，身心的痛苦都顿时减轻了，得以安然入睡。

她绝对估不到女儿的一片孝心得到了回应。女儿为母亲四方打听之下，竟然让她找到解除慈母继续受苦的生机。

2006年9月，女儿搀扶着陈女士来到吴锦教授的诊所。

应 诊 记 录

2006年7月14日

CT SCAN报告证实，患者宫颈癌复发，膀胱－阴道瘘。

2006年9月16日

陈女士，74岁，宫颈癌晚期盆腔广泛转移。

患者面色苍白，少气懒言，消瘦，精神不振，头晕耳鸣，不思饮食，阴道不规则出血较多，已持续数月。两侧髋部及双腿、双臂疼痛严重，下腹部胀痛，服用西药镇痛药及使用吗啡止痛贴剂，每日4贴，仍不能止痛。日间辗转不安，夜不能寐，舌质淡，有齿痕，脉细弱。证属气血两虚，癌毒内蕴。治以补气养血，祛毒散结。

处 方

薏苡仁、田三七、当归、仙鹤草、黄芪、党参、白术、茯神、龙眼肉、酸枣仁、半枝莲、石见穿、藕节炭。

纯中药提取之散结粉：每日2次，每次2克。

2006年11月4日

中药治疗1个多月后，疼痛明显减轻，止痛药自行减量。

2006年12月23日

治了3个月后，食欲好转，体重增加，阴道出血停止，没有明显疼痛，已自行停止用止痛西药。加减药物有：**川续断、土鳖虫、自然铜、赭石、槐米、夏枯草**等。

2007年2月3日

患者服药4个月左右，疼痛已完全消失，平时无任何不适，经医院检查，病情稳定，来诊时告知，西医亦讲是一个奇迹。

2008年2月23日

患者病情稳定，精神愉快，生活正常。

2009年5月3日

患者定期来诊，调理身体，生活正常。

2011年2月

了解到患者病情稳定，但因糖尿病较严重而在医院治疗糖尿病并发症。自患癌至今已18年，发展至晚期盆腔转移，并转移后已正常生活6年。

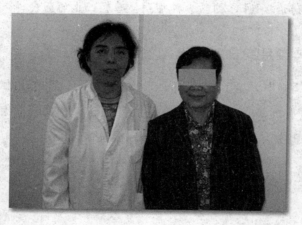

2008年2月23日，陈女士的精神和生活都正常

中医古籍中虽无宫颈癌之病名，但其临床表现和症状，与所记载和论述的带下、崩漏、癥瘕等一致。如《素问·骨空论篇》曰："任脉为病，女子带下瘕聚。"《医宗必读·积聚》曰："积之成也，正气不足，而后邪气踞之。"由此可见，该病与脏腑虚损，冲任失约，邪毒瘀阻血络，内结胞宫有密切关

系，以调理冲任，祛瘀通络，养血补虚等为主要治法。

宫颈癌是常见的妇女恶性肿瘤之一，发病率高，危害性大。本例患者为放疗后复发，广泛转移，病情已是极晚期，全身衰竭，西医放弃治疗的情况下，用中医药治疗，使患者全身状况逐渐好转，疼痛消失，出血停止，生活正常，延长了生命；也使家庭由紧张、焦虑的状态转为愉快、和谐。患者自患宫颈癌已生存18年，广泛盆腔转移，骨转移已生存6年。

❀ 病案 18 ❀
胆管癌肝转移

⫘ 末期胆管癌服中药一年病灶消失 ⫙

2006年11月，赵女士剧痛难当地弓着身子，她的子女忙将她送到医院急症室。原来是胆结石作怪，院方立时为她动手术切除了胆囊。手术完成，剧痛消除。赵女士松了一口气。她的子女内心也稍为舒缓。

赵女士一向不良于行，含辛茹苦养育子女成人。儿子和女儿都希望尽孝道。碍于生活繁忙，各有家庭负担，所以平日对这位老人家总有疏于照顾的遗憾。这次赵女士胆结石发作，正好趁这个"小病是福"的机会享享儿女的关怀。

"妈，以后如果有什么不舒服的地方，要尽早告诉我们。"儿子关心地问，"不再痛了吧？"

"唔，没有那么痛……"望着儿子媳妇和孙儿，赵女士再次感到一家人共处的温馨。

"妈，没事就多点时间卧床，不要太多走动哦。动了手术身子始终比较弱，小心走动起来您的腿痛又发作了。"女儿百忙中抽空来探母亲。

"行了，我会照顾自己的。你还是快点回家照顾你一家大小去吧。"慈母嘴里催女儿回家，心里却希望她多留一会。

由于胆结石带来的痛苦减轻了，儿女又再投入繁忙的生活中，老人家觉得看见子女的机会又少了。

一个月后，赵女士突然感到严重的腹痛。她想到儿子吩咐有什么不舒服的话就要通知他。

"但他那么忙，我还是不要令他担心了。"于是拿起的话筒又放下了。但等不了多久，突然呕吐。

这次她不敢怠慢了，颤抖地提起电话通知女儿。女儿听到母亲出事大吃一惊，忙不迭放下手头所有事务，即时赶来带母亲到医院接受全面性的检查。

"我们建议赵女士留院观察。"院方对赵女士的恶劣状况表示关注。女儿也同意母亲留在医院比留在家中更容易得到适当的照顾。

随后院方又安排赵女士进行电脑扫描(PET/CT)，以确定她的病症。结果确诊为胆管癌，而且兼有多发性的肝转移。

这意味着癌细胞从胆管向身体其他部位转移扩散了。病情是明显地危急。儿子和女儿都着急地到医院了解母亲的情况，跟院方医生详细交谈后，兄妹两人怀着悲伤与愠怒来到母亲病床前。

"哦，你们来了？"赵女士见到子女来到面前，暂时忘却了身体的不适。

"妈……"女儿欲语无言，泪水已无法忍住。

赵女士心感不妙。"别哭，乖女儿，妈没有事。妈也不怕死，别哭。"

听到母亲说到"死"字，女儿更是悲从中来。

还是儿子比较理智，他柔声对母亲说："妈，医院说您身体太弱不适宜做手术。我们会替您另想办法……"

"你们不要太担心，妈不想你们再花钱照顾我。既然医院不肯替我做手术也就算了，不要再到私家医院花钱啦！"赵女士想想不对，为什么子女都没说自己是什么病？

"妈，其实医院会替您做一个简单的手术，在您的胆管上安装一个支架。"

"你刚才不是说医生不替我做手术吗？"

"这不同，医院不想为您做的是电疗、化疗……"儿子突然发觉自己失言。

"什么？"赵女士不敢相信自己的耳朵，"快老实告诉我，我患的是不是癌症？"

女儿哇的一声哭了。

儿子不敢隐瞒，唯有老实说出。**"医生说您患的是胆管癌……"**

这反而令赵女士心下坦然。

"哦，很好。不用给他们用火烧，用药毒了……"

女儿紧紧地抱着母亲。"妈，您要乖乖地保养身体，我们会替您找个好医生。等您好点的时候，我们跟您去旅行开心一下。"

"对！妈您一定要开心点，病就更有机会好得快点。"儿子柔声安抚。

感受着女儿的拥抱，听着儿子的安慰话，慈母脸上泛起微笑，心中觉得不枉此生。

儿子和女儿带着西医放弃治疗的末期癌症慈母，抱着"死马当活马医"的心情，转投中医寻求生机。于是他们找到吴教授……

应 诊 记 录

2006年12月21日

CT Scan检查报告证实，患者胆管癌导致胆管阻塞，肝转移。

2007年1月6日

初诊 赵女士，70岁，胆管癌肝转移。

患者面及目睛俱黄、身体消瘦极弱、气短不续、痛苦呻吟、腹部疼痛难忍、双腿凹陷性水肿、厌食、便溏、小便黄、舌质暗、苔白腻、脉弦细。证属气虚血瘀、湿毒内蕴。治以益气祛瘀，化湿排毒。

> ### 处 方
>
> 人参、白术、茯苓、丹参、龙葵、柴胡、泽兰、猪苓、枳壳、茵陈、田基黄、龙胆。
>
> **中药散剂消瘤粉**：每日2次，每次2克。

2007年1月20日

服药2周后，黄疸渐减，进食改善，疼痛有所缓解，上方加减药物有：**鳖甲、八月札、郁金、金钱草、葶苈子**等，消瘤粉继续服用。

治癌实录 中西医结合·名家手记

2007年1月30日

住院做胆道造影。由于肿瘤大而且发生肝转移，无法做手术切除，仅在胆管内放入一个金属支架。

2007年2月10日

服药1个月后，诸症明显改善，黄疸消退，疼痛明显减轻，大小便正常，食欲佳，精神明显好转。

前方继续加减应用。

2007年4月7日

中药治疗3个月后，患者诸症缓解，因自幼患有腿疾跛行，现前来就诊时，也希望治疗腿的疼痛及行动不便。

处方随症加减药物有：**桑寄生**、**路路通**、**木瓜**、**秦艽**等。

2007年6月9日

患者同家人去英国、德国等欧洲城市旅游20余天后返回香港。诉说一路上精神好，游玩高兴，没有不舒服的症状。外出时，携带配制的中药服用，返港后继续服用抗癌消瘤中药。

2007年12月13日

CT Scan报告证实，之前见到的肝转移病灶已完全消失。

2007年12月20日

因腿和髋关节的长期慢性疼痛而接受髋关节的治疗，经住院再次做CT检查，腹内癌肿、肝的多发性转移病灶已全部消失。

2008年2月23日

继续调理身体，精神好，来诊时总是谈笑风生，对生活充满乐趣。并愿公开照片，鼓励他人。

2009年5月2日

患者精神好，生活正常。

2016年2月

已经78岁了，生活正常，距患晚期胆管癌肝转移已10年。

....

胆管癌发病较少，恶性程度很高，素有"癌中之王"之称。一旦发生黄疸，出现胆管梗阻的情况，即迅速恶化，预后极差。

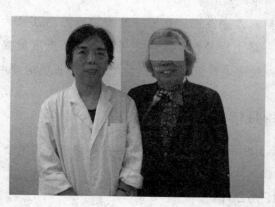

2008年3月30日，赵女士生活愉快，已经完全康复

　　本例患者因肿瘤扩散、转移而无法手术切除，来诊时病情非常严重，患者子女也知其母命垂危，为尽孝道而来试服中药。经治疗后病情逐渐好转，能够外出旅游，返港后继续治疗和调理。以益气补虚，疏肝退黄，健脾行水，化瘀排毒为主要原则。

　　患者治疗前后判若两人，身体状况越来越好，最终战胜了晚期转移的癌症而完全康复。2016年2月随访，患者健在，生活正常，距患晚期胆管癌，肝转移已10年。

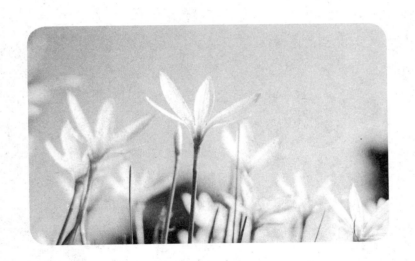

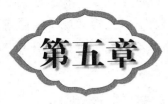

第五章

治癌防癌调理锦囊

总结种种经验，除医生应做的事情外，患者本人的信心和观念、心态等都是很重要的。

常见癌症患者的错误认知

在每日对大量患者朋友的诊治中，我已非常熟悉和了解癌症病人的心态，他们的有些想法和态度是错误的，这直接影响对疾病的治疗效果，希望患者朋友能够纠正下面几种对癌症的错误认知。

★ 恐癌心理

误解1	癌症是绝症，离死期不远了……

得悉患了癌症后，非常恐惧和绝望，认为癌症是绝症，离死期不远了。有这种心态的人，有的放弃治疗，拒绝服药。更有一些人得知患了癌症后精神上极度紧张和恐惧，吃不下饭，睡不着觉，每日惶惶不可终日，更加速了身体的消耗和病情的恶化。

★ 盲目乐观

误解2	自己手术、化疗、放疗都做了，可以高枕无忧了。

对癌症缺少基本的医学常识，有人认为待疾病又复发，转移，才后悔为什么不早些采取措施。例如很多的患者，将化疗、放疗之后，肿瘤有所缩小，或病情暂时缓解，误认为病已好了，不必再治疗了，而完全不了解癌症是易于扩散、转移，复发的疾病，与癌抗争需要长期的、坚持的治疗。实际上，手术或化疗、电疗都不能不停地去做，是有限制的治疗。化疗和电疗都有很大的不良反应，完成一定的疗程后，有人认为没事可做了，而此时正是需要进一步用中医药调整阴阳、气血和脏腑功能，以防止疾病发展的时机。

★ 有病乱投医

误解3	乱试偏方/秘方/保健品

不管从何处得到一些偏方或所谓的"秘方"，即刻找来使用，不经自己的头脑分析，也不请教有经验者。我也多次见过患者拿来的偏方、秘方，有的是高价钱却没有明确的医疗

效果，有的则是有害的。也有商品化的食品、保健品，过分宣传，夸大实际作用，使有些患者盲目轻信，试想非常严重的疾病，怎么可能服用一二种食品或保健品就治得好呢？

❊ 二 ❊
癌症患者的饮食原则

　　癌症是一种严重的疾病，是当今世界上的第一位或第二位杀手，每年夺去650多万人的生命。不少人到病发时才后悔为何不早点关注自己的身体。预防胜于治疗，好于有病后才治疗。

　　对于已患癌症的人来说，肿瘤细胞不但无限量地在身体局部过度繁殖，破坏了正常组织和器官功能，而且会令机体能量消耗增加，产生代谢紊乱、气血逆乱、脏腑受损、阴阳失调等等后果。故此，利用饮食配合各种抗癌治疗，是应该重视的一个方面。我每日诊治大量癌症患者，也常常遇到患者或家属的咨询如何选择食物及戒口问题。在此做简单介绍。

（一）注意饮食宜忌

　　一般来说，癌症患者要进行适当的饮食调养，以协助康复过程；例如改变以往饮食习惯中的不良嗜好，戒烟酒，忌过饥、过饱等。避免进食对肿瘤生长有促进作用或有致病作用的食品，如含有大量亚硝酸盐的酸菜、发霉食物、烟熏食物、腐坏或不新鲜的食物、受农药污染的蔬果、腌制物，以及一些食品添加剂等。应摄取含丰富蛋白质、氨基酸、维生素的食物，如新鲜水果、蔬菜、谷物、豆类等，以及摄取既含丰富营养，又对治疗具帮助的食物，如香菇、蘑菇、木耳（云耳、银耳）、灵芝、芦荟、百合、核桃、山慈菇、菱角、芋头、海藻、冬虫夏草等。

在服中药期间，应少食生冷、难消化的食物及大量肉类，少食辛辣刺激物如酒、浓茶等。应摄取有利排毒的食物，如西瓜、冬瓜、黑豆等，以及对致癌物质有破坏作用的食物，如椰菜（又名洋白菜、包心菜、高丽菜）、椰菜花（又名花椰菜）、西蓝花（又名青花菜）等甘蓝科蔬菜。这类蔬菜均有分解"苯并芘"等致癌物质作用。

同时应根据不同患者的年龄、病情、体质、季节等，采取扶正祛邪，补虚泻实的食疗方案。

（二）慎防病从口入

因为癌症是基因型疾病，所以自由基、射线、病毒传染、化学物质、不良饮食习惯等都是致癌因素。健康的饮食习惯可使患癌的机会大大降低。以下是有效预防癌症的一些忠告。

● 戒烟。

● 限制酒精摄取量，尽量不饮烈性酒。

● 素食为主，减少摄取动物脂肪，少食肉类，如果要吃肉，可选择容易消化的少量瘦肉。有统计表明，素食者患癌的机会少于荤食者。

● 多食水果、蔬菜，如胡萝卜（又名甘笋）、芦笋、番茄、芹菜、番薯（又名甘薯、红薯）、苹果、梨、橙、奇异果（又名猕猴桃）、香蕉、杏、桃、白菜、萝卜、椰菜、南瓜、冬瓜等。多饮果汁，多食豆类和菇菌类。食用蔬菜、水果时，应反复冲洗，尽量除去杀虫剂、除草剂等有害物质。

- 少食咖啡类刺激物质。

- 避免过多糖类和甜食。

- 限量摄取食盐。

- 少食油炸、烧烤、熏制及罐头食品。

- 尽量吃新鲜食物，不吃保存不当或过期食品。

- 多吃些粗加工食品（肠胃病及晚期癌症除外），尽量避免长期食用精细加工的食品。

（三）日常生活中的注意事项

- 减肥，限制高热量饮食，维持适中的体重。

- 进食时要细嚼慢咽，忌狼吞虎咽。

- 多饮水，帮助肾清除有害物质。

- 尽量清除体内毒素（可参考后述各种排毒法的内容）。

- 尽量避免服用各种化学药品、避孕药、激素类药物。

- 避免使用铝制品的餐具，少用塑料盛器来盛食品。

- 饮食多样化，多食富有维生素、矿物质、纤维素的食品，避免偏食。

（四）中医的辨证择食及忌口

以中医学的角度来看，应该辨证择食及辨证忌口。

患者有寒、热、虚、实不同的体质，食物有寒、热、温、凉四气及辛、甘、酸、苦、咸五味之不同，所以很难简单地概括癌症患者可以吃什么或不可以吃什么，而应该详细了解食物性味与病症、脏腑及不同体质之间的关系，辨证择食和忌口，才可发挥出食物协助药物抗癌康复的效果。根据患者所表现的各种症状，选择有缓解症状或治疗功效的食品，避免加重不适症状的食品，例如以下几方面。

● 痰涎多、舌苔白腻、脉滑缓者，多有痰湿，忌食寒凉助湿生痰的食品，如肥肉、冷饮。可食橘、橙及山药等。

● 咳嗽多痰、痰黄而稠、舌苔黄腻、脉滑数者，属痰热内壅，忌吃热性、助湿生痰食物，如煎炸、甜腻食物。

● 身体水肿、水湿停聚者，可食赤小豆、冬瓜、西瓜等促进排泄水毒。

● 有脾阳虚损表现，如怕冷、腹泻、舌淡、脉沉无力，忌寒凉饮食，如生梨、丝瓜、蟹、冻饮等。

● 有阴虚证候，出现舌红少苔、口干易上火、脉细，忌食辛热香燥食品，如鸡、羊、葱、蒜、胡椒、海鱼、虾蟹、酒类等。

● 有气滞表现，如腹部胀满、胸闷、两肋胀痛、胃纳减少，忌食壅气类食物，如花生、大枣、山芋、洋葱、番茄等。

● 有血瘀表现，如身有刺痛、舌有瘀斑、面色黑暗等，忌食壅血类食物，如大枣、猪红、糯米等。

● 肾阳不足者，症见身寒肢冷、腰膝酸软、阳痿遗精等，可服温补填精类，如牛骨髓、核桃、龙眼肉、鹿茸（代），忌食萝卜、绿豆、竹笋等。

● 肾阴虚损者，症见口干咽燥、午后潮热、手足心热、咯血盗汗、脉细数等，宜食滋阴清凉补养类，如甲鱼（鳖）、番茄、梨、燕窝、莲藕、枇杷等，忌食姜蒜、胡椒、韭菜、油炸、熏烤食物。

（五）忌食发物，有否道理？

自古有肿瘤患者忌食"发物"之说，虽然其机制还须进一步研究，但从临床经验总结来看，忌食发物应是癌症患者戒口的重要原则之一。

所谓"发物"，多指一些海产生物及辛辣刺激之物，例如虾、蟹、烟、酒、鸡，植物中的葱、蒜、芫荽、荔枝等。癌症患者常有免疫功能失常，神经内分泌功能障碍，消化吸收紊乱等问题，如嗜食发物，容易产生过敏、发热、腹痛、皮疹，令肿瘤生长加快、使病情加重等不良反应。记得有一癌症患者，在病情严重时非常听从医生的嘱咐，严格戒口，待明显好转后却不听话，一次就吃了1kg虾蟹，使得病情突然恶化，又用了相当一段时间，付出了不少代价，才又逐渐好转。

（六）保护脾胃功能

脾胃为后天之本，气血生化之源，对于癌症患者来说，更须注意保护脾胃，避免胃气衰败。"有胃气则生，无胃气则亡"，进食以八分饱为宜，不要十分饱，也不要终日饿肚。饮食以清淡，易于消化的食品为佳，忌食黏腻浓味辛辣刺激之物。有些患者过分追求增强营养，每日大鱼大肉，山珍海味，结果导致脾胃功能受损胃气衰败。有些病人长期患病，脾胃功能已很薄弱，却强逼自己进食大量难以消化的食物，导致脾胃功能进一步受损加速恶化。建议患者选择容易消化的清淡食物以养护胃气。健胃易消化的食品如薏苡仁、莲子、怀山药、山楂等均可选用。

（七）辨病择食

病　因	忌　食	宜　食
胃癌	辣椒、花椒、熏制食品、浓茶、咖啡、酒、肉桂、荔枝、羊肉、螃蟹、蚌肉、柿子	豆浆、萝卜、莲子、牛奶、卷心菜、黄豆、豆腐、生姜、小米、芝麻
食管癌	过热、粗糙物，咖喱、胡椒、芥末、辣椒、蒜、糯米、烟、酒	白菜、萝卜、菱角、茄子、山药、黄豆、小麦
肝癌	烟熏、油炸、刺激性食品，忌酒、忌辛辣、辣椒、高脂肪、盐腌、葱蒜、桂皮、鸡肉	胡萝卜、香菇、海带、油菜、白菜、薏苡仁、芥蓝、赤豆、豇豆
乳腺癌	刺激性食品，忌过饱、含雌激素类如紫河车、大量动物脂肪等食物及忌酒、虾、蟹、海鱼、烟	小麦、玉米、橘、茄子、高粱、芦笋、百合、玫瑰花、杭菊花
肠癌	加工肉食、高动物脂肪、酒、韭菜、辣椒、花生	无花果、苹果、海带、洋白菜、山药、木耳、蜂蜜
胆囊癌	忌高脂肪、油炸、酒、虾蟹、糯米等	橘、橙、丝瓜、木耳、萝卜
肺癌	烟、酒、刺激性食物，羊肉、咖啡、韭菜、辣椒、海味，芥末、胡椒、鱼、虾、蟹	百合、梨、罗汉果、蜂蜜、白果、枇杷、橘、杏仁、萝卜、贝母、冬虫夏草
肾癌	烟、酒、咸食、羊肉、辛辣、腌制食品	西瓜、冬瓜、赤豆、菱白、苋菜、荠菜、香菇、葫芦
前列腺癌	含雄激素食物，如海马、鹿茸等	冬瓜、豆腐、慈菇、木耳、海带、海藻
甲状腺癌	虾、蟹、酒、葱、蒜、浓茶、咖啡	海带、海藻、紫菜、慈菇

（八）辨证择食

症　状	忌　食	宜　食
肾功能差或有水肿者	盐及腌制食物	赤小豆、冬瓜、葫芦、西瓜
血糖、尿糖高、消渴多饮	甜腻食物、糯米、番薯、龙眼、大枣、荔枝	苦瓜、萝卜、白菜、绿豆、清茶、南瓜
哮喘时发者	海味、发物、辛辣酸物、胡椒	杏仁、梨、蛤蚧、白果、芦根、百合、核桃
腹泻、腹胀者	油腻、鱼腥、生冷物、肥猪肉、辣椒	山药、莲子、薏苡仁、橘、山楂、木瓜
有疮疡红肿者	海味、葱蒜热物、羊肉、韭菜	夏枯草、菊花、白菜、豆腐
化疗后神疲乏力、呕吐、脱发等	肥肉、冻饮、年糕、烟酒、辣椒等	薏苡仁、桂圆、冬虫夏草、大枣、蜂蜜、山楂、桑椹、山药等
电疗后口干咽燥、舌红少津	辣椒、姜、蒜、酒等辛热生火之品	话梅、梨、芦笋、荸荠（马蹄）、莲藕、白菜、枇杷等

（九）注意配伍禁忌

　　药物有配伍禁忌，食物也有配伍禁忌，中药与食品要讲究材料搭配，有些药、食最好不要同食，以免产生不良反应，例如服用中药后1～2小时，最好不饮浓茶或绿豆汤，以免化解药性。

有些食物有传统的配伍禁忌，其原理也许不十分清楚，但也是前人自饮食配伍中得出的经验，例如以下内容。

- 服人参、党参时，忌吃萝卜，亦忌饮茶。
- 蜂蜜忌与葱、蒜同食。
- 香蕉忌与牛奶同食。
- 猪肝忌与荞麦面、鱼肉同食。
- 龟肉忌与酒、果、瓜、苋菜等同食。
- 鳖忌与苋菜同食。
- 鸭蛋忌与桑椹、梨同食。
- 甘草、黄连、乌梅忌猪肉。
- 茯苓忌醋。
- 白术忌大蒜、桃、李。
- 天冬忌鲤鱼。
- 鸡肉忌黄鳝。
- 荆芥忌鱼和鳖。

总括而言，癌症患者须注意营养均衡以利康复，避免难以消化的食物。最重要的是据体质、症状来调整饮食，但也不要什么都不敢吃。癌症病人的饮食和忌口，应因人而异，因病而异，因治疗方法而异，不能一概而论。同时要尊重一些传统戒口和习惯，能流传下来的多有其道理。有些古语值得参考，一是"饮食自倍，脾胃乃伤"，二是"膏粱之变，足生大丁"（两句皆出自《素问》）。意即暴饮暴食，易损肠胃，多食肥甘厚味，令人内热而生疮毒之病。此外，胃以喜为补，凡患者爱吃的食品，不必强行禁止，对不宜进食的食物，少量也无妨，但不要太多，适可而止。避免长期或大量进食不宜之食，这会对治疗造成不利影响。

大量的事实说明：许多被视为患有不治之症的病人，在适当的中西医结合治疗并坚持食疗的情况下，都已经康复或正在康复中。希望癌症患者把握时机，积极治疗，早日恢复健康。

❊ 三 ❊
营养过量不利于健康

（一）吃得愈多营养愈好，就能够抗癌吗？

许多癌症患者唯恐营养不够，有意大量进食鸡、肉、虾、蟹及油腻食品。如此反使肿瘤生长加速，身体状况更趋恶化。临床经验表明，癌症患者不能以大众的营养观点进补。须知癌细胞比正常细胞的代谢率及吸收功能高出许多倍，要避免进食大量营养却被癌细胞夺去，加速肿瘤的生长机会。过多的营养，既促使癌症扩散转移，更损坏机体功能。有些动物性食品有助长癌细胞生长的作用，如鸡、鸽、虾、蟹等含高蛋白的食物，还有高脂肪、油腻、煎炸等食品均应避免。

（二）营养过量案例

病 案 1

崔小姐，44岁，近1个月来咳嗽，痰中带血丝，经去医院做胸部CT检查，证实患上肺癌，并有淋巴转移。由香港大学医学院的同事介绍她来我的诊所就医。

症见咳嗽频繁，痰黏夹带血丝，胸痛，潮热盗汗，口干咽燥，舌质红少苔，脉细数。证属阴虚肺热，血瘀毒结。治以滋阴清热，解毒化瘀之法。

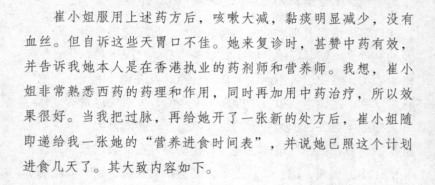

处 方

白花蛇舌草、瓜蒌皮、白茅根、冬瓜子、桔梗、牡丹皮、川贝母等药，配14剂。

中药散剂消瘤粉： 每日2次，每次2克。

　　崔小姐服用上述药方后，咳嗽大减，黏痰明显减少，没有血丝。但自诉这些天胃口不佳。她来复诊时，甚赞中药有效，并告诉我她本人是在香港执业的药剂师和营养师。我想，崔小姐非常熟悉西药的药理和作用，同时再加用中药治疗，所以效果很好。当我把过脉，再给她开了一张新的处方后，崔小姐随即递给我一张她的"营养进食时间表"，并说她已照这个计划进食几天了。其大致内容如下。

　　8:00AM 牛奶、鸡蛋、水果、面包
　　10:00AM 烧牛肉、鸡、麦片粥
　　1:00PM 猪排、烧麦
　　3:30PM 蒸鱼、虾、蟹、奶茶
　　6:00PM 牛排、海味、米饭、炒菜
　　8:00PM 日式海鲜套餐

　　我看了这张营养进食表，既很惊讶，也很好笑，当时即毫

治癌实录　中西医结合·名家手记

不客气地说："吃这么多高营养的食物，正常人也承受不了，何况你是有病的，难怪你说胃口不好，吃不下去呢！"随后，我又费了不少口舌，告诉她应少吃一些动物性的食品以及少一些高蛋白、高脂肪、高营养的道理，尽量吃清淡一些的食品。

崔小姐当时面色不悦，什么话也没讲。没想到从那次以后，大约有3个多月的时间，没再见到崔小姐来就医。一日，我遇到医学院那位介绍她来的同事，急忙问问她的情况怎样。我才得知这位药剂师、营养师，不但一日三餐进食大量高营养食品，更继续增加到一日六餐。她也做化疗，但是病情越来越重，已在不久前辞世了。

这位患者误以为如此增加营养可尽快治愈疾病，结果却事与愿违。

应知道**癌症并非营养缺乏性疾病，不可能通过增加营养来治好癌症**，更不可将常规的营养学知识用于癌症患者。就当今香港地区及其他一般城市居民的社会经济状况，癌症患者只要能正常饮食，一般应不存在营养缺乏的问题。

过度地增加营养元素，超出身体的实际需要，即使对没有癌症的人，也并不是好事情。

病案2

张先生今年60岁，常感头晕，走路多一点就气喘。他的女儿觉得是贫血问题，就买了补铁的营养品给他。张先生服用2个月后，觉得恶心、想呕，看过医生后知道是服食过多含铁食品，造成急性铁负荷过重。

即使是缺铁性贫血患者，补铁也要适可而止，并不是补得愈多愈好。过量摄取铁质会引起恶心、呕吐、腹泻、昏迷等急性铁中毒症状，严重者甚至休克、死亡。

维生素服食过量也是对人体无益的，有研究表明：过多摄入胡萝卜素增加吸烟者患肺癌的危险、过多摄入维生素A易致新生儿疾病、过多摄入维生素E导致一些出血性疾病，一些维生素与某些药物同用也会产生危险的不良反应。过多食红肉使某些癌症的发生率上升。

过度的营养，会增加体内负荷。我们日常的饮食及服用的各种营养素，在身体内要经过消化、吸收，输送至全身各器官、组织和细胞，参加新陈代谢，并将各种废物及过多的、身体将不需要的元素排出体外。这些运作需全身各组织器官的协同工作，如摄入过度营养，势必增加全身负担，超负荷工作，引起新陈代谢障碍，器官组织产生疾病或提前衰老。

（三）几种营养过剩现象

1. 热量过剩

身体不能够及时利用的热量，转变为脂肪组织储存起来，使人愈来愈肥胖。

2. 形成酸性体质

过量进食的蛋白质、脂肪和糖类都是酸性物质，许多新陈代谢产物也是酸性的，这样会影响体内的酸碱平衡，导致酸性体质。酸性体质的人免疫功能较低，容易感染疾病，体质差。

3. 营养失衡

某些食物或营养进食过多，会导致另外一些营养和物质的摄入量过少或不足。某种营养素过剩而某些营养素又不足，以致机体营养失衡，是产生疾病的根源之一。

4. 毒害作用

许多物质例如一些微量元素，身体所需量极少，由于各种宣传扩大了人们对其作用的认识，过多进食，积存在体内，成为体内垃圾，产生毒害作用。

（四）常见的过度营养疾病

要保持食物均衡，不要偏爱多食某些食物或营养，也不要少食或不食某些自己不喜欢的食物，避免营养失衡。常见的过度营养疾病有以下几种。

1. 高脂肪症

食量过大或热量过多，易造成脂肪增多，过多的脂肪易在血管壁沉积而导致动脉硬化，引起心脑血管疾病、中风等。过多脂肪也与其他多种疾病及多种癌症有关。

2. 高蛋白症

进食过多的蛋白质，不但对身体无益，还会造成体内营养失衡，影响其他营养及微量元素的吸收，过剩的蛋白质经转化，也可造成肥胖或疾病。

3. 高糖症

糖类进食过量引致肥胖症、糖尿病、高血压、心脏病，并使身体老化。

4. 高维生素症

维生素摄入过多，特别是一些脂溶性维生素摄食过多，使人体无法自然代谢，而发生维生素中毒，出现各种不同疾病，对身体造成伤害。

❀ 四 ❀
排毒防癌

（一）什么是毒

凡"物之能害人者皆谓之毒"。西医学和中医学对"毒"的概念应是相同或相近的。

从西医学来讲，很多病原菌，例如溶血性链球菌、破伤风杆菌、金黄色葡萄球菌等可产生**外毒素**。

在外毒素的毒性作用中，一为神经毒，可引起吞咽困难、视物困难、呼吸麻痹等。二为细胞毒，可引起心肺等内脏坏死，外周神经麻痹等。三为肠毒素，常见有腹痛、腹泻、呕吐、微循环障碍等。

另有一些细菌产生**内毒素**，可以造成的损害一是发热或高烧，其二可造成血管的损伤，产生凝血。其三是大量内毒素进入血液中，可形成毒血症，威胁人的生命。

而中医则有毒邪学说将毒进行分类。

人只要活着，就会遇到各种各样源源不绝的毒。毒素的表现各有不同。上面提到的外毒素、内毒素等，常常导致急性严重疾病，威胁人的生命。然而，有些慢性毒害却往往在不知不觉中出现。你是否常感到有以下症状。

- 腰酸背痛、四肢酸软、全身无力。
- 夜晚睡不好、做梦从头到尾像看电影一样。
- 大便不通畅、想排便排不出。
- 胃口不好、口臭、上火、口疮。
- 头脑昏沉、注意力不集中。
- 皮肤粗糙、经常起疹瘙痒，面部无光泽。
- 容易激动、发脾气、记忆力衰退……

你花了许多时间和金钱去做按摩、看医生、买化妆品、吃催眠药、吃补品，但时好时坏，总是治标不治本……

许许多多、各式各样的症状和不适，其罪魁祸首是因大量的、不同的毒素在人体内聚积而造成的。

体内各种毒素的堆积，使人在不知不觉中发生了疾病，加快了衰老。人体的这些毒素是从哪里来的呢？一般来说，毒素分为外源性和内源性，指人们从外界摄入的，以及在新陈代谢过程中产生，积存下来未被排出体外的各种废物。这些毒素和废物会导致人体慢性中毒。

（二）外源性毒素

外源性的毒素主要有以下几种。

1. 空气

空气是人类生命所必需的，但是新鲜、清洁的空气与污染的空气有很大分别。城市人愈来愈多生活在受污染的空气中，受污染的空气中除含有氧气外，还含有大量有害气体；例如人本身和其他动物排出的二氧化碳等废气、汽车排出的一氧化碳、各种不同的<u>工业生产</u>中衍生的有害气体等，这些有害物质被吸入人体会造成对血液、神经，大脑的损害。

2. 水源

水是生命中不可缺少的东西，但污染的情况非常普遍。每个人在日常生活中都会制造很多污水，一个城市中有大量的生活污水。除此之外，食品加工，各种不同工业的生产过程，都会有许多有毒物质排入水中。随着工业的发展，江河水库的水都受到不同程度的污染。虽然饮用水经过处理，但即使是加入于自来水中的杀菌剂，使用不当时也会对人体产生不良影响。

3. 食物

食物中的毒素，是人体内毒素的一个重要来源。例如，食品中的香料、人工色素、味精、糖精、防腐剂等都是有害物质。受污染的食物也很常见，例如在潮湿的环境中，米、面、花生等很容易受真菌污染，其中黄曲霉素是一种很强的致癌物质，在一般煮沸的温度中很难将它杀灭。咸肉、腊肠、熏肉等，在制作过程中都会有微量的有害物质产生。此外，蔬菜生长时加入的农药、化肥，人畜粪尿中的病毒、细菌，肉食动物的疾病，以及其在生长时所吃的药物、激素等，都使食物难以保持想象中的清洁。

平日饮食中，鸡、鸭、鱼、肉等，有些部位是不应该吃的。例如鸡、鸭、鸽的尾尖部位，是淋巴系统中巨噬细胞聚集的地方，此处存储了很多细菌、病毒和有害物质。牛、猪、羊等动物的肾上腺（位于腰子的前端）、甲状腺（位于颈部气管附近）等腺体，含有不同的激素，烧煮时不易受破坏，这些激素突然进入人体，能干扰正常的生理功能，鱼腹腔壁上的黑膜，含有大量细菌、脏物、废物，亦应该避免食用。

4. 药品

长期服用药品或用药不当都会产生不良影响，尤其是长期使用化学药品，常会有相应的不良反应。例如长期使用某些抗生素、磺胺类药所产生的继发性感染，是因为抑制了肠内正常细菌的生长，而使一些致病细菌过度繁殖。许多药物会影响人体不同的新陈代谢过程，或造成对不同器官组织的损害。

至于其他方面，还有很多污染，例如电视机、电脑、冰箱等产生的电磁波对人体的影响，室内装修材料常常含有的有毒物质，香烟烟雾、液化气燃烧产生的污染物等，都是损害人体健康的外源性毒害。

（三）人体内毒素

除了外源性毒素外，还有许多毒素是人体内的。从西医学的角度分析，人体内新陈代谢的产物和废物，可被视为毒素。例如血管活性物质的大量释放，酸中毒、微生物产生的毒素、突变细胞、衰老及死亡的细胞、血中脂肪、胆固醇、致癌因子、炎性递质、细胞代谢产生的尿酸、肌肉运动产生的乳酸、氧化反应产生的自由基……

按中医学的观点，又可将毒素分为以下几种。

1. 热毒

各种因素导致体内阳气亢盛，就会产生热毒。火热之毒伤人，表现为发热、红肿疼痛、上火、肝风、神昏、口苦、口臭、便秘、痤疮、痔便血等。

2. 寒毒

寒为阴邪，影响气血运行。可导致血流缓慢、血管堵塞、手足冰凉、怕冷、疼痛等情况。

3. 湿毒

水液代谢障碍形成的湿毒，可见有水肿、胀满、湿疹、身体酸重、出汗、排尿异常等症状。

4. 瘀毒

血液瘀滞，久可化毒。血瘀经络，阻遏气机，可发生唇舌青紫、面色暗黑、肌肤粗糙及积聚癥瘕等。

5. 痰毒

痰结聚日久，形成毒邪。广泛的津液致病变化多端，许多恶疮、瘰疬、癫狂、痴呆，均与痰毒有关。

6. 粪毒

粪便中含有大量各种毒素，如不能及时排出体外，可被肠道重新吸收，再次危害人体。宿便停留愈长时间，对人的毒害愈大。

7. 七情化毒

喜、怒、忧、思、悲、恐、惊，七种情志变化过激，可使脏腑经络气血紊乱。精神压力和负面情绪，可影响人体的脏腑功能，分泌出有害物质。悲伤痛苦、轻生自杀、抑郁焦虑等，都是心理毒素对人的伤害所造成。

8. 癌毒

在相同的生活环境下，有人患癌而有人不受癌症威胁，当中原因就与毒素的堆积有密切关系。癌毒学说已愈来愈引起重视。此外，长期的瘀毒、痰毒、粪毒等，也可形成癌毒。

各种外来和内生的毒邪，又与人体脏腑功能失调，气血津液的异常变化联系起来，使得病证更形复杂，变得有急有缓、有寒有热、有虚有实。对于毒邪的治疗，始终要坚持排毒、解毒的原则，同时要兼顾到调理脏腑，疏通气血，扶助正气等不同方面，以达到排除毒邪，阴阳平衡的目的。

（四）中医常用排毒法

中医常用的治疗方法，如汗、吐、下、和、温、清、消、补，都可使用。以下将常用的排毒方法做一简单介绍。

1. 发汗排毒法

通过开泄腠理，促进发汗，透毒外出的方法。

适用于毒邪在表，或能够通过发汗的方法而排出的体内毒素；例如伤风、感冒，一些风湿痹痛等。再如在治疗肾衰竭时，由于病人排尿量减少，通过中草药方，以排出体内积聚的毒素和废物，是我们有效的治疗方法之一。

发汗排毒有以下几种方法。

（1）运动发汗排毒法

根据个人身体状态，选择能够承受的适当运动量，如跑步、爬山、跳绳等，使身体产生较大热量，在体温调节中枢的调控下，会很快出汗，使一些毒素和废物自汗液中排出。

（2）中药发汗排毒法

用药有辛温和辛凉之别。辛温发汗排毒法适用于风寒毒邪于肌表者，常用药如紫苏叶、羌活、防风等；另为辛凉透表排毒法，适用于风热毒邪侵袭肺卫的患者，常用药有金银花、薄荷、柴胡等。

（3）饮食发汗排毒法

适用于易感风寒，或脾胃虚寒患者，在热粥中加入生姜、胡椒、砂仁等温中药物，服后盖被出汗，能有效地祛除寒邪。

在日常生活中，经常有机会出出汗，能够增加新陈代谢，排除毒素，而一年四季总在适宜的恒温或空调机下生活，并不是理想的养生方法。

2. 涌吐排毒

涌吐排毒法，是运用药物催吐或人工探吐，使病邪毒物从口中吐出。这种方法历史悠久，《黄帝内经》中讲："其高者，因而越之"，即是指用涌吐法来治疗疾病。现代医学及西方医学中，也同样有应用催吐、洗胃而排出毒素的治疗方法。

误食毒物，即时发现中毒不深，毒物停留胃中未被吸收时，急用涌吐法排出毒物，是最简洁有效的。此外，每日宿食停滞不化，尚未入肠，胃脘胀痛，或痰涎壅盛，阻于胸膈或咽喉，使得呼吸喘促，以及酒积、热毒、老疾顽症、药物中毒等实邪留滞上焦，可考虑运用涌吐法排毒。

如果服食了不适当的药物或食品，及时发现可采用简单的涌吐排毒法。

- 食盐30克炒黄，用温开水一大碗溶解饮下。
- 绿豆粉30克，鸡蛋清（蛋白）6个，混合服下。
- 生甘草60克，以水两碗煎至大半碗，加鸡蛋清（蛋白）3个一次服下。

　　以上方服后，不久多有呕吐排出痰涎和毒物，如不呕吐，可用羽毛或较柔软之物探咽，帮助呕吐。

　　当今对不同疾病都有许多良好的治疗方法，所以涌吐法并不是常用的排毒方法，但有时却是一种有效的救急方法，例如，痰涎壅盛，或咽喉部充血水肿引起的气道阻塞。在没有良好医疗急救条件的贫困地区，使用合理的涌吐法排毒，能够较快改善通气功能。

3. 通便排毒法

　　通便排毒法是使用通下大便或小便，使积在脏腑内的毒邪得以排出的方法。中国古代的医家早就讲过："若要长生，肠中常清，若要不死，肠中无屎。"这正是古人从长期的养生之道中悟出的经验。

　　大肠中积聚的食物废物，如不及时排出，会发酵腐烂形成毒素，引起自身中毒，导致许多疾病并加速衰老。有报道指出，当人在30—40岁时，肠中积存的"垃圾"可达到8～10kg，而患有疾病的人，可能积聚更多，可达到20～30kg的"垃圾"。也曾有一些医生解剖死者的肠道时，发现有大量像石头一样硬的"垃圾"，也叫粪石。

　　患有便秘的人，常有或轻或重的"自身中毒"表现，轻者经常上火、口臭、浑身无力，重者则发生各种各样的疾病。在排便不畅或便秘时，肠壁得不到很好的血液供应，而且还受到粪便的直接毒害，会导致肠生息肉、肠炎、痔，不同的疾病甚至癌症等。

有些人虽然每日排便，但也会有宿便、粪石停留。这是因为人的大肠曲而长又凹凸不平，容易使废物积存。许多人肠壁上有袋状的肠憩室，其内会积存陈旧的粪便，长期停滞不能排出体外。

我常遇到在给患者使用通便排毒法后，他便会诉说排出的大便恶臭、奇臭，或内有大量黑色烂物等，这就是排出了积存日久的宿便，患者会感到精神好转，神气舒畅。想想这些充满毒素之物长期留在体内，又怎能谈得上健康、长寿呢？

保持大便通畅，是排除毒素的重要方法。有便秘者，可试用以下简单的验方或方法。

- 平常防治便秘，可在晨起空腹时用温开水稀释蜂蜜饮用（注意不要用沸水），或同时吃香蕉更好。
- 便秘者可饮用芝麻油，每次1～2匙，每日2～3次。
- 肉苁蓉15克，草决明15克，3碗水煎1碗，每日1或2次。
- 严重的便秘，宿便难以排出，或用以上方法仍无效者，需要采取更专业的方法治疗。对一些严重便秘，或长期大量毒素蓄积体内的病人，我们也可用中药灌肠，从肠道直接排出毒素。此法既方便、有效，又可免除服用中药之苦。

4. 呼吸排毒法

不论我们意识到还是没意识到，人体每天都在进行不断地呼吸。呼吸运动吐故纳新，本身就是一种排毒的过程。如果经过训练，能够更有效地呼吸，就能对健康有更大的益处。

从西医学的角度看，有效地呼吸可以提高心肺功能和全身的功能。肺从通过呼吸得到的空气中提取氧气，然后将这些氧气与心脏送来的血液中的二氧化碳交换。含有氧气的血液又回到心脏，由心脏送往全身，这是生命活动所不可缺少的，也是人体新陈代谢所必需的。

但是，呼吸除了是气体的交换过程之外，人们发现呼吸还有更多的功效。从中医学来讲，呼吸还包括了脏腑之气，经络之气的输布过程，真气的气化过程，能量的运行过程等。

自古以来，人们都在研究呼吸的奥妙，无论中国古代的气功，还是古印度的瑜伽，以及其他各式各样的养生方法，虽各有不同，但其中都有一个基本共通点，就是呼吸运动的训练。

怎样才能更为有效地呼吸呢？

（1）用鼻呼吸

首先，注意一下呼吸，了解自己是用鼻呼吸还是用口呼吸。应该纠正用口呼吸而尽量养成用鼻呼吸的习惯。用鼻呼吸的好处比较多，可以吸入更多的氧气。人体是由细胞构成的，如果一次呼吸吸入的氧气不够，有些细胞就会陷入缺氧状态。例如脑细胞容易缺氧，使人精神不振，活动迟钝，大脑功能下降，肢体末端的毛细血管及身体表层的皮肤细胞也容易缺氧，可造成新陈代谢障碍，废物在末端存积，皮肤变得粗糙易老化。用鼻呼吸还可以湿润空气并阻挡空气中的有害物质进入人体，防止疾病。

（2）忌吸气过促

值得指出的是，有的人在锻炼身体时大量、急促、快速地呼吸，认为这样可以吸入更多氧气，其实是有害的，这会造成人体酸碱及电解质代谢的紊乱。

（3）正确的呼吸

正确的呼吸应该是均匀、缓慢、细长的，除剧烈运动后造成短暂的急促、快速呼吸外，不应该有意地这样进行呼吸。

5. 腹式呼吸法

我在这里介绍最常用、简单而有效的腹式呼吸法。寿命长的动物，大多是以腹式呼吸为主的，腹部拥有各种重要脏器及大量血管神经，腹式呼吸可按摩内脏和重要的组织，又可促进肠蠕动，加速肠内毒素的排出，减少自体中毒，延缓衰老。不论西医还是中医，多数都认为腹式呼吸好过胸式呼吸。

在呼吸时，注意将胸部的起伏运动，改为腹部的起伏运动，便会不自觉地加强了呼吸的深度，吸入了更多的氧气。进一步注意吸气时，随着空气的进入，腹部自然隆起，把气从鼻腔中直引下腹部，稍定息，随着呼气时空气的排出而缩小腹部。然后再隆起腹部而吸气，如此交替进行腹部的扩张和收缩运动，同时注意我上面提到的"呼吸均匀自然、缓慢细长"的原则，这就是称之为**顺腹式呼吸**的运动了。这做起来并不难，难的是持之以恒，长期坚持，必有收益。

如有兴趣，可以进一步做"气沉丹田"和"意守丹田"的锻炼。

所谓"气沉丹田"，是指在采用腹式深呼吸的基础上，用意识引导气流继续下行，集中于丹田部位，而"意守丹田"

简单地说，就是排除杂念，全神贯注到丹田部位，专心体会丹田处气机的活动，纳入更多精气，排出邪毒之气。久而久之，丹田处元气充实，就可以调节阴阳，调动人体潜能，使脏腑和谐，气血畅通，恢复正常的生理功能，促进身体的健康长寿。

"丹田"在哪里

现代医学的解剖学中并无这一部位，但却是历代养生家、气功家都非常重视的地方。丹田的位置，一般认为在肚脐下三横指处的小腹内部，是全身经气聚集之处。按丹田的意释，是指汇集灵丹妙药的处所，指经过修身锻炼，使人身之气机得到培养和充实而产生的真气汇集于此。此处是生命力的源泉，善用之能够祛病延年。

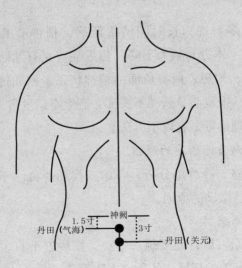

6. 精神排毒法

精神健康是人身健康的一个重要环节，喜、怒、忧、思、悲、恐、惊七情的过度刺激都可蓄积成毒，所以精神排毒很重要。

当今社会由于节奏快，竞争性强，发展变化迅速，而使许多人的精神感到紧张产生压力，或长期处于抑郁、焦虑、心理失衡的病态，如持续日久，可导致精神疾病、大脑疾病，以及身体的其他疾病。

精神排毒法分为心理的调理和药食的调理两个方面。长期的精神紧张、压力、不良的精神刺激，恶劣的情绪会造成人的心理障碍，记忆力减退、失眠多梦、工作效率下降等，也会引发躯体疾病如头痛、高血压、心脏病、哮喘、内分泌失调、免疫力降低及癌症等。

抑郁症多表现为长时间情绪低落，精神萎靡不振，对生活丧失信心，体力和脑力下降。焦虑症可见有紧张不安、易惊易恐、失眠、幻想；尚有负面的精神状态，例如过分压抑、悲伤、嫉妒心、报复心、激动不安都会产生毒素危害人体。

心理调理排毒，有以下方法。

（1）找到负面情绪的原因

通过安静、冷静地分析，考虑或找到使自己不安、紧张、悲伤、发怒、激动的原因。

（2）脱离病因

当找到原因后，便要想法避免、摆脱这个有害的原因，或者甚至离开有关的环境、住所、人物等。

（3）学会放松

放松分身体的放松和心理的放松两方面。每天尝试在安静的环境中早晚两次，从头到脚，从内到外，将身体的每个细胞、每组肌肉、每个脏器都彻底放松。每个人承受心理压力的能力是不同的，但是经过良好的心理素质训练，会逐渐增强这种能力，能够承受更大的压力而保持稳定、和缓的心情。锻炼沉着、冷静、遇事不惊，就会逐渐培养自己更好的心理耐受能力。

（4）彻底改变法

要尝试将原来恶劣的心理状态，改变成为彻底相反的状态。比如对待某事从消极变为积极，从争斗变为忍让，从报复变为和解，从愤怒变为喜悦。这看起来似乎荒唐，实际上是完全可能做到的。因为人生活在这个世界上，就要有能力面对世界上形形色色、大大小小、各种各样不同的事情，既然有些心理状态是有毒、有害的，为什么不能改变呢？彻底改变法是精神排毒的良药。

（5）其他

学会并使用呼吸排毒法；使用通便排毒法。

（五）精神排毒与药食配合

精神排毒也需要合理的药食作为基础，选择健康食品有助于降低血脂，预防动脉粥样硬化，保持神经内分泌系统的平衡稳定，以及保持精神的良好状态。除非有胃肠道疾病者，否则不应要求食品太精细太容易消化。应该适当地吃一些粗糙即含纤维量较高的食物，例如豆类、小米、糙米、燕麦等。这有助补充多种维生素，促进胆固醇排泄，以及对胃肠道的保健。

大蒜、绿茶、山楂、香菇、酸奶等有降低血中胆固醇的作用。进食肉类、动物性脂肪后，血液中的胆固醇会有暂时增高的现象，同时用香菇煲汤，或饮茶，会促进脂肪的消化和吸收而没有血胆固醇升高的现象。另外，如萝卜、玉米、豆腐、海带、黄豆等，也有降低血脂的作用。木耳除能降低血脂外，还有抗血液凝固、抗血小板聚集的作用。许多水果蔬菜都有丰富的纤维素、维生素。食品的选择应该多样化，避免总是吃单一的食物，可避免营养缺乏所带来对身体的影响。

尽量少食或不食对大脑有刺激的药物或食物，例如咖啡因或含有咖啡因的食物，限制饮用含有酒精的饮品，能够戒除这些饮食是最有益的。有吸烟习惯或有烟瘾者，当然更应果断地戒除。

中药**夏枯草**味辛入肝经，有疏肝解郁，祛风通络的作用，对肝气不舒，心情不畅及高血压患者有益。**玫瑰花**味道芳香甘美，又可舒肝胆之郁气，令神气清爽。**白芍**味酸微寒，善于养血敛阴养肝，又可平郁肝阳，对于烦躁、易怒、胸闷眩晕等有治疗作用。**青皮**可舒缓情志抑郁，又可消食健胃。

以上食物和药物的功效有利于缓解压力，放松紧张和大脑保健。此外，对于已成病态的抑郁、焦虑，脑动脉硬化，阿尔茨海默病等，我们也有更为专业化而有效的治疗方法。

（六）辨证排毒

各种各样的毒有不同的来源，不同的病因会导致不同的毒邪，毒素是六淫之邪，疫病之气，饮食失调，情志所伤等致病因素的作用，导致人体脏腑、阴阳、气血、津液的功能失调后所产生的。在治疗和排除毒素之前，应该先通过中医辨证方法了解毒素性质、特点，制定相应的排毒方法，如此更有利于毒素的排出。通过辨证而清除毒邪常用有以下方法。

1. 清热解毒法

清热解毒法是用寒凉的药物，使体内蓄积的热毒得以清解。在具体运用时，又要根据热毒在气分、血分的不同而配合不同药物。

（1）清热泻火解毒

主要使用辛寒或苦寒之品清泻气分之热毒，常见有发热面赤、口苦心烦、小便黄赤、口臭便秘等。常用药有**蒲公英**、**紫花地丁**、**鱼腥草**、**黄连**、**黄芩**、**黄柏**、**生石膏**等。

（2）清暑解毒

主要使用祛除暑热的药物来排除毒邪，常用药有**金银花**、**西瓜翠衣**、**连翘**、**野菊花**等。

（3）清营泄热解毒

主要以清凉透泄药物来清解营分热毒之邪，常用药如**生地黄**、**麦冬**、**金银花**、**竹叶**等。

（4）凉血解毒

热毒如侵入血分，可见到吐血、便血、出血、神昏烦热、舌质红绛等，常用药有**生地黄**、**牡丹皮**、**水牛角**等。

2. 温通散寒祛毒法

温通散寒祛毒法是通过温性解毒药驱散阴寒之毒邪。寒毒伤人，可见到四肢厥冷，下利清谷（大便溏），身痛腹痛，或胸痛彻背，背痛彻心等，常用药物有**附子**、**干姜**、**肉桂**、**吴茱萸**等。

3. 化痰解毒法

痰毒可以导致多种疑难和复杂多变的疾病，通过化痰、祛痰的药物，可排除肺系或经脉内的痰毒。

若痰热之毒蕴肺，可用**鱼腥草**、**黄芩**、**瓜蒌**、**川贝母**等药；痰阻关节经络，可用**地龙**、**白芥子**、**夏枯草**等。痰毒阻于脑窍，引起中风，半身不遂，口眼㖞斜，常用药物有**胆南星**、**黄连**、**石菖蒲**等。痰毒也可凝聚成肿毒、瘰疬、瘰疬等病，药用**黄药子**、**浮海石**、**海藻**、**贝母**等。

4. 利湿排毒法

湿毒内蕴人体，可损害不同的部位而产生不同症状。例如大便下血、泄泻、白带、阴痒，皮肤瘙痒，下肢肿胀或全身水肿等，根据不同的部位和症状，采用燥湿或渗水利湿的药物以祛除湿毒，常用药如**茯苓**、**苍术**、**滑石**、**车前子**、**白鲜皮**等。

5. 活血化瘀解毒法

活血化瘀解毒法是运用活血、破血的药物以祛除脏腑及经脉内外瘀毒的方法。血行不畅或经脉不通，往往造成瘀毒，常见症状有固定位置的疼痛，面色黑暗、紫癜、肌肤不荣、舌质紫暗、脉象细涩等。瘀毒的部位和脏腑不同，产生的症状和损害也不同，但许多急、慢性病、肿瘤，疑难病症都有瘀毒存在，常用药有**丹参**、**泽兰**、**红花**、**益母草**、**赤芍**、**桃仁**、**川芎**等。

6. 扶正排毒法

采用扶助正气、调理气血、提高自身排毒能力的药物，并可结合使用其他排毒药物以排除毒邪，康复机体。在排毒过程中，要依据机体正气虚实和邪气是否旺盛，来决定扶正和祛邪的力量对比。如正虚毒盛，则以解毒祛邪为主，兼顾扶正。若正虚毒减，则以扶助正气为主，同时祛邪排毒。扶助正气有益气、养血、温阳、滋阴的不同方法。益气药如**人参**、**黄芪**；养血药如当归、**阿胶**；温阳药如**肉桂**、**附子**、**吴茱萸**；滋阴药有北沙参、麦冬、**生地黄**等。

7. 其他适用排毒法

根据积毒的性质、部位的不同，有以下不同的方法。

（1）通腑泄热

多用苦寒药通下大便来荡涤火热积毒，且有上病下治的功用，对于上焦积热，口舌生疮，发热，咳喘，痰多气急，局部红肿疼痛等症状常用。

（2）导滞通便

多用于中焦湿热毒邪致脘腹痞满，恶心呕逆，便泻不爽或便秘等。

（3）通下水毒

水饮邪毒，潴留而见有水肿，腹坚满，大小便不利者，通大便同时也利小便。用于小便亦不畅或肿满的患者。

（七）养护自身的排毒系统

如果你的健康状况良好，其实不必过分担心毒素积聚。人的身体本身有完善的防御系统和排毒系统，而且每时每刻都在工作着。在正常情况下，能够很好地发挥保护自身和清除毒素的作用。人需要空气、水和食物来维持生命，各器官复杂协调地工作使人体处于平衡的状态。在新陈代谢的过程中处理食物，吸取精华，去除垃圾。但是通过呼吸、饮食等生命活动，许多毒素会存留下来，当体内垃圾超过了一定限度，就会破坏身体的平衡状态，从而令身体出现不同程度的问题。

肝、肾、淋巴等都是排毒的器官，也是需要经常保养、维护的脏器。

1. 肝

是排除毒素的重要器官。肝中含有各种霉进行复杂的生物转化作用，排除代谢过程及食物中所含的毒素，并将营养成分加工成为对身体有用的物质。对肝的养护，应注意不要过劳。精神愉快，起居有时，则肝气舒畅气血调和。可根据不同情况采用补养肝血、清除肝热、调理肝气等方法，保持肝的正常功能。

2. 肾

是制造尿液的器官，能够过滤掉血液中许多毒素，并通过尿液排出体外，它同时调节人体水液和离子的代谢和平衡。补肾分别有补肾阴、肾阳和肾精的不同，可根据自己的情况来调补。

3. 淋巴系统

新陈代谢的一些废物，如坏死的细胞、食物中的毒素等可通过淋巴系统回收到淋巴结，那里的巨噬细胞和淋巴细胞具有免疫功能，可以消灭、吞噬毒素。通过清解毒热补益正气等方法，便可增强免疫功能。

4. 肺

通过呼吸吸入氧气，呼出二氧化碳等代谢废物。对肺的养护有清肺、温肺、宣肺、润肺等方法。

5. 胃肠道

消化吸收食物，排出糟粕及废物。从清理毒素的角度看，胃肠道应以通畅为安，如此才能保证排出毒素。

6. 皮肤

皮肤是人体的屏障，也是防止有害物质入侵的第一道防线，它可通过汗液排出毒素如多余的水、盐、酸、氨、尿素等。如果肝、肾的功能下降，会在皮肤上表现出来，使皮肤瘙痒、出疹或干燥。中医学讲"肺主皮毛"，通过肺的养护，能够使皮肤更健康。

人体拥有以上健全的排毒系统，所以要想令毒素不在体内长期大量蓄积，便要注意维护排毒器官的正常生理功能。

❀ 五 ❀
癌症病人的体育锻炼

（一）提倡养生运动

癌症是一种严重的消耗性疾病，患者身体虚弱，不适宜做过强的运动，运动时出现心率增快、呼吸加速、出汗、代谢增快等，都是不合适的。那么什么是适合癌症患者的运动呢？有没有什么运动能够不出现心率增快，呼吸加速等现象呢？

我想最适合癌症患者的锻炼，要从中国传统的养生运动中去寻找，像太极拳等，都是对癌症患者有益的运动。有许多癌症患者，选择合适的养生运动，以便配合各种有效的治疗。传统的养生运动更适合病患者，与一般的体育运动相比，有以下特点。

1. 动静结合

没有剧烈的运动，而是动中有静，静中有动，动静适宜，动静兼修。在顺其自然的情况下，进行调息、调心、神态从容、神形兼顾。在锻炼过程中内练精神，外练形体、内外和谐，体现动静结合的特别锻炼方法。

2. 持之以恒

常言道："冰冻三尺，非一日之寒"，养生运动不但是要锻炼身体，而且要配合治疗疾病，所以不能一曝十寒，要有耐心和毅力，以滴水穿石的精神，坚持每日用一定时间去锻炼。

3. 运动适度

运动以缓慢的动作为主，没有大的运动量，运动后不会感到疲倦、劳累，而是感到精力更好体力增强。

4. 舒适自然，循序渐进

动作舒适自然，易学易作，轻松愉快，没有压力，学习时由简开始，情绪平稳，循序渐进。

5. 因人制宜

根据患者身体状况，制定适宜的运动时间。并先从短时间开始，逐渐加长。对于在早晨、中午、傍晚不同时间的运动，也是根据每个人的情况而制定，根据不同的疾病，不同的人，制定不同的练习功法。

（二）适当的体育锻炼

适当的体育锻炼，对癌症患者是有益的，在癌症非常严重时，患者往往谈不上锻炼身体，经过治疗后，病情好转稳定，进入康复期，应该重视锻炼的问题。中国有句养生谚语称："流水不腐，户枢不蠹"，意思是经常流动的水，是不会腐烂发臭的，经常转动的门轴，就不会被蛀虫蚀坏。人若保持经常的运动，则可保持健康，癌症患者进行适度的锻炼，可增强免疫功能，提高脏器功能，改善消化吸收，促进食欲，但是，不适宜做过强的运动，以免增加机体的消耗，加速机体的代谢，而不利于康复。

许多患者往往掌握不好尺度，过度运动，搞得满身大汗，气喘嘘嘘，呼吸急促，明显减重。我想再次强调，这样的锻炼对癌症患者是有害无益的，我经常对患者说，现在不是让你去报考运动员，或是竞赛争第一名，而是帮助康复。锻炼的原则应该是：量力而行，循序渐进，不要勉强，贵在坚持，避免过度。

（三）癌症患者不要过度运动

下面我要同大家讲一个过度运动的案例。

病　案

一位45岁的李先生，工作很勤奋，是家庭的经济支柱，上有父母，下有年幼儿女，所以每天都是忙忙碌碌的；但不知为何，一段时间里他总是力不从心、疲乏无力、咳嗽、气喘，走路多一点就腰痛，太太劝他去看医生，他心想过些时日就会好的；但情况愈来愈差，双腿麻痹，走路愈来愈困难。不得不去医院，得到的消息原来已患了肺癌，并且转移到骨，且属晚期。

李先生受很大打击，绝望之际，他来到香港大学我的诊所就诊。经过几个月的中医药治疗，李先生的病情逐渐有好转，走路慢慢正常了，不咳嗽了，精神状态也很好，不知情的人，完全不知道他是个晚期癌症患者。李先生的心中又重新燃起了希望，他开始从悲观中走出来，认真治病，虽然煲的汤药又苦又涩，每天要饮两大碗，他说一点关系也没有，再多饮几碗也无妨，家人、同事见他病情有明显进步，也感到很欣慰。

可是接着的几个星期内，李先生的病情又有反复，每次来就诊都说精神不够，看他的气色，也是一脸疲倦。我给他检查、把脉、审查药方，一时都找不到是什么原因。仔细询问后，才知道事情的来龙去脉。

原来李先生的病情好转后，信心大增。他对自己说，他不能死，孩子还很小，全家人都不能离开他，他要更加努力地与病魔抗争。每天早上6点起身锻炼身体，他跑步，爬山2个小时，吃过早餐后，又去做物理治疗，在运动机器上做各种运动和锻炼，一直忙到中午。吃过午饭后，下午又去工作。由于上午的时间用了去锻炼身体，下午的工作就非常忙碌，谈话、会议、演讲、电话、撰写等，一直忙到夜晚。我让他立即停止这样多的过分活动和运动，但他不以为然。各种传媒，包括报纸、杂志和电台广播，都讲运动有益健康，他希望早日康复，就应更多地锻炼身体，为什么不能过多地运动呢？所以他阳奉阴违，当面给我答应得很好，其实每天的运动量一点也没减少。

我很快感到了事情的严重性，不能只是简单地要他减少过

治癌实录 中西医结合·名家手记

度运动，而是应该讲明道理，于是我费了不少口舌，耐心地讲给他听癌症病人过度运动的不良反应和有关知识，李先生恍然大悟，很快停止了大量的运动。加上各种积极的治疗措施，李先生的病又渐渐好起来。

❀ 六 ❀
癌症患者服人参宜忌

人参，是一味人人皆知的中药，自古至今，都视为是名贵药材。

中国古代最早的药学专著《神农本草经》中将人参列为上品："主补五脏、安精神、止惊悸、除邪气、明目开心益智，久服轻身延年。"东汉末年，医圣张仲景在其《伤寒论》《金匮要略》中载有人参的方剂41条，足见早在两千多年前，人参已被医家广泛应用。三国时期，神医华佗以人参治疗"偏枯不遂，皮肤不仁"奏效。唐代《药性论》载人参"主五脏气不足，五劳七伤虚损瘦弱，吐逆不食，止霍乱烦闷，呕哕，补五脏六腑，保中安神"。明代医药学家李时珍《本草纲目》记载含人参的药方有62条。

人参属五加科植物，古人称它"形态如人，功参天地"，故名人参。又认为人参得地之精灵，根如人形，有神，故又有神草，地精的称呼。历代众多医家，都对人参有所研究和应用。在《本草图经》等医籍中有曰人参"补益之功，独魁群草"，"古来以人参为万病之灵药。"

　　历代对人参的推崇，也影响到其他国家。如日本称人参为"千草之灵""百药之长"。富贵之人往往不惜重金，服人参作为保持长寿之助。人参确实救治过许多危重病人，古今均有大量医案记载。清代医家陈士铎在《本草新编》中讲："夫独参汤可治疗阳脱于一时，血失于顷刻，精走于须臾，阳决于旦夕，他药缓不济事，必须用人参一二或三四，作一剂煎服以救之，否则阳气遂散而死矣。"从古时及历代的许多医案中，均可见到人参有良好的治疗功效。现代医学的药理学研究中，也有很多涉及对人参的研究，其药理作用和功效都是肯定的。

（一）人参乱用有害

　　尽管人参被人们推崇、称赞，但是自古至今也可说是一味颇具争议性的中药。主要原因，是人参的名贵和效果而乱用、滥用，造成有害的结果，甚至得到惨痛的教训，因而导致有些医家畏参如虎，不敢轻易使用。陈士铎在《本草新编》中说："当今之世，非畏人参，即乱用人参。畏用人参，宜用而不用。乱用之弊，不当用而妄用，二者均杀人。"由于人参的明显效果，使得病人想方设法去买人参，也有许多医生大量的用人参，敬父老长辈也用人参，结果出现许多事与愿违的情况。如清代医家徐洄溪云："今医家之用人参，救人者少，杀人者多。医家不论病之已去未去，于病久或体弱或富贵之人，皆必用参。一则过于谨慎，一则借以塞责，而病家亦以用参为尽慈孝之道，不知病邪未去而用参，则非独元气不充，而病根遂固，诸药罔效，终无愈期，故曰杀人者多也。"由此而畏人参者，往往视人参如蛇蝎。

（二）服用人参个案

病案1

刘先生，68岁，胸闷胸痛1年余，痛时大汗淋漓，手足冰冷，头晕气短、心悸、脉结代，舌质淡而有瘀斑。经西医检查为冠心病，心绞痛，服用各种药物一年余无效。中医诊为气虚阳虚、血脉不通之真心痛，服后患者精神渐好，心痛次数逐渐减少，至今7年未再发作。

处 方

人参、三七、当归，研细末。
每日服2次，每次1.5克。

病案2

张先生，70岁，肠癌肺转移，身体极度衰弱，不能进食，导致骨瘦如柴，双足水肿、四肢冰冷、神志恍惚等，血压亦降至90/60mmHg，患者生命垂危，阳气欲脱，脉微欲绝。

处 方

高丽参、制附子、炙甘草。
久煎1小时后服用。

3剂后精神有好转，又用人参及随症加减方1个月余，患者体重增、精神好、进食香甜，继用中药扶正抗癌治疗，至今已3年余，仍健在。

病案 3

王女士，46岁，乳腺癌，手术后淋巴转移。嗳气、脘腹胀满、痰多胸闷，因患此病而情绪不稳、急躁易怒、脉弦滑。患者急于治病，自行购买人参，煲鸡汤服用，2日后病情加重，失眠、烦躁、不能进食，胸痛不能转身而来就诊，急用疏导之剂并加**莱菔子**、**青皮**、**香附**等服用，10余剂后方逐渐缓解。

本人有几点意见。

● 人参是一味良药，用之得当，可起沉疴。

● 人参大补元气，但并不是人人都可服用，用之不当，会加重病情，甚至出现危险。如《本草利害》讲："阳虚火动，骨蒸劳热，切不可滥服人参，否则，阳有余，火上加油，病势必增无减，命则险矣。"

● 若养生进补，要根据每人不同的情况而设。当今人参人工种植的多，真正野生山参极少，药力应不如古时人参那么强，所以常人少食，应无大碍。但对于病人，则要小心慎重，病情需要才服，不能乱用。

● 癌症患者是否服人参，原则与上面一样，人参有补益之功，而并无直接祛邪之力，癌症患者虚损明显者可用，但若邪气正旺，癌毒强盛之时，则不可服用。癌症是严重的疾病，要请有经验的医生诊治，而不要自行乱进补品。

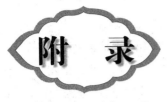

附　录

中药煎服指南

一、煎煮中药须知

1. 煎煮方法

（1）煎药器具

煎药宜用陶瓷器皿，如砂锅、陶瓷壶、紫砂壶或搪瓷锅、玻璃锅。忌用锡、铁等金属锅。

（2）煎药用水

从前的人常用长流水、米泔水等去煎药，现在煎药水除有特殊规定外，用水以水质纯净为原则，自来水、蒸馏水、甜井水等都可用。

（3）煎药方法

煎药前，可先将药物放入药锅中加少许水浸透，令药物成分容易煎出。

如无特殊指定，每剂药一般要煮两次。

第一次加冷水，水的分量应超过药面1.5～3cm。

先用大急火煲滚后，用文火再煮30分钟左右，煎药过程中可用竹筷搅拌。

煎好的汤药分量大约是200ml，把汤药盛于碗里，备用。

第二次加冷水，水的分量比第一次煮药时略少一些，用大急火煲滚后用文火再煮20～30分钟，煮好的汤药分量大约是200ml，把汤药盛于碗里，备用。

若无特殊指定，一般是把第一次和第二次煎好的汤药混在一起，然后分为两次服用。

由于第一次与第二次煎出的药物成分不完全相同，混在一起可发挥最佳效果，且宜当天煎煮，当天服用。

如药剂的分量太多时，汤药的分量可比以上所述的多些，如药剂分量很少，煮出的汤药量也要相应减少些。

如不小心将药物煎焦干了，就不要再加水煎煮，也不可服用。

煎药时最好盖上锅盖，以便尽量保存有效成分，防止药味散失。

（4）不同药物煎煮时间

除注意上述常规的煎煮时间，还要留心不同药物，煎煮时间也有一定差异。可根据以下情况，适当减少或延长煎煮时间。

解表药（如治感冒的一些中药）、芳香类药物（香味较浓的中药），宜以武火急煎，以免药性挥发，药效降低或改变。有些药物药味较烈如附子等，可通过久煎来缓和药性；有些矿物质或质硬的中药如生石膏、石决明等，须久煎才可使药效尽出，故需先煎。

2. 煎中药术语阐释

（1）打碎

质地坚硬的中药，宜先打碎，再行煎煮。一般中药店会按处方要求在配药剂时即自行打碎。

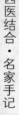

（2）先煎

常与"打碎"共同进行。介壳类、矿石类药物因其成分难与花草类药物同时被煎出，应先煎此类药物，煮沸后根据情况煎煮10～30分钟，再放入其他药物。如龟甲、磁石等。

（3）后下

一些质轻或气味芳香的药物，不易久煎，尤其是一些借挥发油起效的药物，煎5～15分钟即可，如薄荷、豆蔻等。

（4）烊化

黏性较大或胶质性的药物，不能同其他药物一起煎煮以免煮煳，应单独加温溶化，再加入去除药渣的药液中煮或趁热搅拌，溶解后与其他药液一起服用。如阿胶等。

（5）包煎

为防止某些药物的刺激性，或为防止煎后药液浑浊，或是为了防止有些细小颗粒状的药物，煎后不易与药液分开，常先用薄布将药包起后，再放入锅内与其他药物一起煎煮。如旋覆花、赤石脂、车前子等。

（6）单煎或另炖

有些比较贵重的药物，为使尽量发挥疗效，采用单煎或另炖。如人参切成薄片，放入加盖杯中，隔水炖2～3小时。

（7）冲服

某些较为贵重，或粉末状、液体状药物不宜同时煎煮或自煎汁液，须单独冲服，如沉香粉、生藕汁等。

二、正确服药

一般中药可在饭前或饭后1～2小时服用。滋补类药物宜在饭前服用，健胃药或对胃肠道刺激的药应在饭后服，驱虫或泻下药宜空腹时服，安神药宜睡前服。急性病应尽快服药，慢性病应定时服药。有些药可煎汤代茶饮，不拘时服。一般一剂药一日煎2次，并分两次服用，即上、下午各一次，也可分为一日3次服用。病情较紧的可一次顿服；病重病急的可隔4小时左右服一次，昼夜兼服，使药力持续。有些药物在达到治疗目的后可停服，如发汗、泻下、退热等药物，适可而止，有效即止。

一些严重的或特别的病症，需要择时服药，则应按医生的嘱咐进行。

1. 饮食宜忌

一般而言，服药期间忌食生冷、腥膻油腻、不易消化或有刺激性食品。病情药性不同，饮食禁忌也各有不同。如热症忌食辛辣油炸及温补的食品，寒症忌食生冷、清泄性食品，表证忌食补品等。根据病情，食性的不同，恰当选择膳食，也有帮助康复的作用。如风寒感冒宜食生姜，风热感冒宜食绿茶、淡豆豉，中暑发热者食西瓜、冬瓜等，热疾燥咳者食百合、鸭梨等。

2. 其他注意事项

汤剂一般多须温服，发汗解表药除温服外还须覆被避风。热症用寒药，宜热服；另有热药冷服、冷药热服等反佐法，须在医师指导下服用。儿童根据年龄病情等情况，酌情量或调整服药次数。特别的择时服药法，也需按特别的指示服药。另外，外用药一般根据医师的具体指示来调配和使用。

三、中药常识答问

1. 问：中药和中成药有什么分别？他们各有什么作用？怎样选择不同的中药或中成药？有哪些不同剂型？在什么情况下适合使用？

答：中药是指可以作为药用的各种天然植物，以及某些可以药用的动物、矿物等。中成药是以中药材为原料，经过一定的炮制和制剂方法，制成一定剂型的产品或商品，中草药和中成药内涵很多学问，在此做简单介绍，先介绍中药。

（1）中药的来源

中药的来源主要是天然植物，以及一些天然的动物、矿物，其中大多数是中草药。根据植物不同的特质、作用，有的全棵植物可供药用，而多数则是选取某个部分供作药用；例如可以是花、叶、根、茎、皮、刺、汁液、果实、种子等。菊花、槐花、金银花、玫瑰花、红花都是以花为药。用叶作中药的如桑叶、紫苏叶、竹叶、大青叶等。根如板蓝根、芦根、藤梨根；皮如桑白皮、地骨皮、白鲜皮。果实和种子就更加多，如草果、山楂、龙眼肉、石榴均为果实；紫苏子、白芥子、籽、冬瓜子都是种子。皂角刺是用皂荚树的棘刺，竹沥水是用竹的汁液。石决明是用鲍鱼的贝壳。磁石、自然铜是矿物。

（2）中药的名称

中药的名称很有意思，多根据中药的功效、生长特点、气味、颜色、加工方法、入药部位等不同特点来命名；例如续断能续筋接骨，益母草活血通经，防风能祛除风邪，忍冬花寒冬不凋，夏枯草在夏天枯黄。红花、白芍、黄芩、青黛各有其特有的颜色。鱼腥草有鱼腥味，人参因加工方法不同而称为红参、白参、生晒参、全须参等，大黄因加工不同而称为生大黄、熟大黄、酒大黄、焦大黄等。

2. 问：中药及中成药有哪些剂型？

答：中药最传统和常用的剂型是汤剂，即在家中自己煲煮中药后饮用，除此之外，还可将中药制成丸剂、片剂、冲剂、口服液、糖浆剂、酒剂、膏剂等。除汤剂外，其他剂型也是制作中成药的常用剂型。以下简单介绍这些剂型的特点和使用。

（1）汤剂

最方便实用，乃最有历史传承的剂型。于药店买得中药后，可以随时煲煮饮用。由于中医讲究辨证用药，所以这种剂型很适合给病人治疗及调理。例如有人患感冒发热，服用2～3剂药后，不再发热了，但是又有咽痛、流涕，这时原有的药方就不太适合了，可经过更改，再煲药服用。服用几剂后，咽痛、流涕没有了，但又有咳嗽，那便须再次调整药方，汤剂便很适合这种针对病人具体的辨证用药。中药经煎煮，即可消毒，又可使大量的有效成分溶出，发挥治疗作用。缺点是不适宜出门携带及比不上中成药的大量生产。煎煮中药的方法，已在之前的篇幅介绍过。

（2）丸剂

将中药材制成细粉加粘合剂，或中药材提取物与赋形剂制成圆球状的剂型。赋形剂多为蜂蜜、水或米糊、面糊、酒、醋等。丸剂在服用后，需要一定时间溶化散开被人体逐渐吸收，药效发挥较慢，持续时间也较长，所以有"丸剂缓图"的说法。适用于长期虚弱，慢性疾病，宜久服缓治者。有些中药含

治癌实录 中西医结合·名家手记

有芳香挥发物质等不适宜煎煮者，也制成丸剂，例如：安宫牛黄丸、六味地黄丸等。

（3）散剂

将中药材或中药材的提取物制成粉末状的制剂。有内服、外用两种。内服散剂能直接作用于胃肠，令药物直接作用于人体，吸收较快，效果好又便于携带及服用。内服散剂可直接冲服，如紫雪散。外用散剂多为外敷于病患部位或疮面，例如冰硼散、七厘散等。

（4）片剂

为中药的现代制剂，将中药材细粉或提取物加入适量粘合剂、崩解剂、滑润剂等，经过制粒、压片或糖衣等工序，压制成片状的固体剂型。片剂的优点是剂量准确、质量稳定，便于携带和服用。目前中成药中最常见的是片剂，例如丹参片、穿心莲片等。

（5）冲剂

近些年来发展的新剂型，将中药原料经提取、浓缩、干燥、制粒等工序制成的颗粒状干燥剂型，具有散剂与汤剂的特点。一般以开水冲泡即可服用，且携带、运输和服用方便，如板蓝根冲剂等。冲剂多含有糖分，糖尿病患者不适用。但现在也有无糖冲剂可供选择。

（6）口服液

将药物经提取、精制，加入矫味剂而制成的口服剂型。优点是服用量少、味道好、吸收快，例如：银黄口服液（一种流感药物）。

（7）胶囊剂

将中药材经加工提取、浓缩、干燥、制粒等过程，并装入胶囊的剂型，基本特点与片剂相同。其外观与西药胶囊剂类似，但服用数量一般较西药胶囊剂多。

（8）酒剂

又称药酒，将中药材用白酒或黄酒浸泡制成的液体化剂型，特点是用量少、吸收及起效快。常用于风寒湿痹、跌打损伤，如风湿药酒等。缺点是酒本身有一定的药理作用，高血压、孕妇、肝病等患者及小儿不宜服用。

（9）膏剂

将药物用水或植物油煎熬浓缩而成的制剂，有内服和外用的膏剂：内服的多是用水煎煮成的浓缩膏，如枇杷膏等，外用的多用植物油煎膏制成。用中药制成的橡皮膏、风湿膏，近些年发展的巴布剂，也属于膏剂。按病情不同贴于皮肤或穴位。

以上介绍的中成药剂型，效果怎样，其关键在于对中药材的提取工艺是否充分合理，以便发挥更好的药理作用，随着工业和科学的发展，相信适合大量生产的中成药制剂，其质量会愈来愈好。

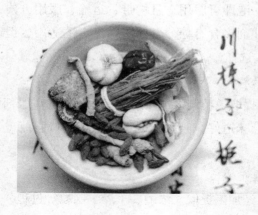